Os 60 dias mais importantes da gravidez

PIERRE DUKAN

Mais de um milhão de exemplares vendidos no Brasil.
Autor de *Eu não consigo emagrecer.*

Os 60 dias mais importantes da gravidez

Como sua alimentação pode proteger a saúde do bebê

Tradução
ANA FERREIRA ADÃO

1ª edição

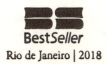

Rio de Janeiro | 2018

CIP-BRASIL. CATALOGAÇÃO NA PUBLICAÇÃO
SINDICATO NACIONAL DOS EDITORES DE LIVROS, RJ

D914s

Dukan, Pierre, 1941–
  Os 60 dias mais importantes da gravidez: como sua alimentação pode proteger a saúde do bebê / Pierre Dukan; tradução Ana Ferreira Adão. – 1ª ed. – Rio de Janeiro: Best*Seller*, 2018.

  Tradução de: Les 60 jours les plus importants de votre grossesse
  ISBN 978-85-465-0073-4

  1. Diabetes. I. Adão, Ana Ferreira. II. Título.

17-46375

CDD: 616.462
CDU: 616.379-008.64

Texto revisado segundo o novo Acordo Ortográfico da Língua Portuguesa.

Título original:
LES 60 JOURS LES PLUS IMPORTANTS DE VOTRE GROSSESSE

Copyright © L'Archipel, 2017
Copyright da tradução © 2017 by Editora Best Seller LTDA.

Design de capa: Sense Design
Imagem de capa: idal / iStock

Todos os direitos reservados. Proibida a reprodução,
no todo ou em parte, sem autorização prévia por escrito da editora,
sejam quais forem os meios empregados.

Direitos exclusivos de publicação em língua portuguesa para o Brasil
adquiridos pela
EDITORA BEST SELLER LTDA.
Rua Argentina, 171, parte, São Cristóvão
Rio de Janeiro, RJ – 20921-380
que se reserva a propriedade literária desta tradução

Impresso no Brasil

ISBN 978-85-465-0073-4

Seja um leitor preferencial Record.
Cadastre-se e receba informações sobre nossos lançamentos e nossas promoções.

Atendimento e venda direta ao leitor
mdireto@record.com.br ou (21) 2585-2002.

Sumário

Prefácio   7

Apresentação do projeto   11

1. O inimigo: o SOD   21
2. As causas do SOD   37
3. Os motores do sobrepeso: o pâncreas e a insulina   65
4. O nascimento e o desenvolvimento do pâncreas do embrião e do feto   81
5. A indústria do açúcar   85
6. A genética da alimentação humana   95
7. A epigenética   109
8. Desenvolvimento prático do plano   133
9. Sua alimentação durante o quarto e o quinto meses de gravidez   151
   Lista I: Os alimentos ricos em carboidratos que você deve eliminar durante esses dois meses   166
   Lista II: Os carboidratos que devem ser evitados ao longo desses dois meses   173

Lista III: Alimentos tolerados em quantidade moderada 180
  Lista IV: Carboidratos que podem ser consumidos livremente 183
  Lista V: Carboidratos recomendados durante esse período 186

10. Os quatro últimos meses de sua gravidez 189

  Como podemos ir mais longe juntos 197

  Referências bibliográficas 201

  Anexo 205

Prefácio

Realizei muitos projetos ao longo da vida, mas o que gostaria de lhes apresentar neste livro é o mais empolgante de todos, o que tem mais significado e completude, tanto para mim quanto para vocês.

Sim, do fundo do meu coração espero que este plano ajude a mudar o mundo e consiga estancar essa epidemia que tanto sofrimento nos causa. Só para terem uma ideia do quanto quero convencê-los.

Mudar o mundo. Trata-se de um plano cujo objetivo é dar um choque de realidade e expressar um fato tão comumente disfarçado ou negligenciado nos dias atuais, uma ameaça para a humanidade, para cada um de nós e nossos descendentes. Essa ameaça, comprovada graças à análise de estatísticas internacionais, vem crescendo há duas gerações. As centenas de milhões de pessoas em sobrepeso nos anos do pós-guerra somam hoje mais de 2 bilhões. A ameaça está mais presente que nunca.

Durante muito tempo a crise do sobrepeso, da obesidade e do diabetes foi tida como uma ameaça sem importância. Que tenha sido por miopia ou cumplicidade, hoje já se sabe que a crise em questão é um verdadeiro flagelo que envenena, arruína e afeta a vida e a felicidade de um em cada dois adultos no Ocidente. De acordo com números macabros, essa crise já seria, direta ou indiretamente, responsável pela morte de 75 milhões de pessoas.[1]

---

1. Fonte: Organização Mundial da Saúde (OMS), "Obesidade e sobrepeso", *Pesquisa epidemiológica ObEpiRoche 2009. (Todas as notas são do autor.)*

Devemos mudar o mundo, pois até agora nenhum país conseguiu combater essa calamidade.

Portanto:
- se cada mulher grávida compreender e se convencer de que aquilo que ingere como alimento durante a gestação pode afetar profundamente a vida de seu filho,
- se entender e admitir que uma infinidade de alimentos que consome atualmente é tolerável para ela, mas pode não ser para a criança que carrega,
- e se o plano que proponho neste livro chegar aos ouvidos dessas mães, à sua compreensão, ao seu bom senso e ao seu afiado instinto materno...

... então, sim, estou convencido de que este plano pode mudar o mundo ao longo da geração seguinte às duas que nos trouxeram a calamidade.

SESSENTA DIAS, o quarto e o quinto meses de gravidez — sessenta dias cruciais —, em que o pâncreas do bebê se forma e aprende a secretar insulina.

SESSENTA DIAS, durante os quais se deve entender que o plano de gestação do bebê humano foi concebido em uma época em que não existiam:
- as padarias;
- o açúcar;
- a farinha branca, e tudo o que a indústria faz com o uso desses dois ingredientes;
- o refrigerante;
- o pão de forma industrializado;
- os cereais matinais;
- a imensa variedade de petiscos, inconcebíveis à época em que sua avó estava grávida da sua mãe.

SESSENTA DIAS ao longo dos quais a mãe, matriz do mundo, preparando-se para dar à luz e impregnada de hormônios maternos, poderia deixar de lado seu papel de consumidora para assumir o papel de mãe, pressentindo instintivamente aquilo que configura risco para o bebê.

No início da gravidez, uma de minhas pacientes — a quem aconselhei seguir este plano —, me alertou para algo que cristaliza a base do meu pensamento: "Na verdade, você está pedindo que eu me alimente durante esses sessenta dias como se fazia na época da minha avó."

Apresentação do projeto

O projeto apresentado neste livro nasceu de forma lenta e tardia, pois parte essencial da minha vida foi tomada por uma luta diária, em linhas de frente junto a pacientes com sobrepeso, obesos e diabéticos.

Bem cedo me afastei do dogma das calorias, pois, ao fim de dez anos de estudos médicos, sentia extrema frustração ao ver que o que me ensinaram se mostrava tão pouco eficaz.

Essa intuição, que tive de imediato, nunca mais me abandonou. Entendi que o conceito de calorias era um postulado sem fundamento: nem todas as calorias são iguais, e o que importa é a categoria ou o nutriente que trazem.

Ao interrogar meus pacientes, parecia que a grande maioria engordava por comer muitos carboidratos invasivos.[2]

Ao longo do tempo, tal como um artesão, desenvolvi um método que descarta tais "açúcares" durante um período relativamente curto do processo de emagrecimento. Os resultados obtidos me confirmavam que o sobrepeso era uma patologia controlável para quem se sentisse motivado o suficiente para abandonar esses "açúcares" durante a fase de emagrecimento.

Levei esse método ao conhecimento de um grande público, por meio de livros que alcançaram muito sucesso e chegaram a muitos países.

---

[2]. Carboidratos muito facilmente digeridos e que passam massivamente para o sangue.

Alcancei milhões de leitores, sem dúvida. Mas, infelizmente, um leitor não é um paciente.

Se o leitor ou a leitora possuir o que eu chamo de RQE (realmente quiser emagrecer) — essa força instintiva que sai do mais profundo âmago do ser —, com o livro em mãos, ele ou ela conseguirá emagrecer e, muitas vezes, manterá o peso obtido.

Contudo, para os demais, cuja motivação não chegou a uma maturidade plena, sem uma relação de proximidade com um médico, expostos a uma imensa desinformação, a luta contra o sobrepeso torna-se desigual.

Por quê? Por dois motivos fundamentais:

Em primeiro lugar, porque as pessoas que ganham peso, mesmo detestando esse fato, não conseguem evitar alimentos que engordam.

E, além disso, porque a força do setor do açúcar, da farinha branca e dos alimentos que provêm desses dois ingredientes, unidos com a indústria farmacêutica, opõem-se a tudo que poderia ameaçar minimamente sua prosperidade.

Desde o nosso nascimento até os nossos 50 anos de idade, tudo nos estimula a comer alimentos industrializados processados e, consequentemente, nos faz engordar. Assim, a partir dos 50 anos, os medicamentos extremamente caros surgem para cuidar de pessoas que sofrem de doenças ligadas ao sobrepeso. É difícil para um cidadão médio imaginar o imenso poder dos produtores e quão numerosos são seus aliados na comunidade médica e na mídia.

Devemos então abandonar à própria sorte todos os que sofrem de sobrepeso? Não. Por experiência, uma vasta experiência, sei que o sobrepeso, a obesidade e o diabetes, mesmo já instalados, são medicamente tratáveis e reversíveis, sob a condição de se aceitar o único método que existe atualmente: a dieta. Todas as soluções que recusam ou querem contornar a dieta, como o "equilíbrio alimentar" ou simplesmente "ouvir as próprias sensações" são um engano muito atraente, mas também estagnador.

Nesse contexto de impotência, busquei contornar o obstáculo que se apresenta diante de nós, elemento por elemento, etapa por etapa, construindo o plano que este livro traz para você.

Como tudo começou

Eu nasci praticamente junto com a crise do sobrepeso. Comecei meus estudos de medicina no momento em que a França chegava a 1 milhão de pessoas nessa condição, abalando as instâncias sanitárias e médicas. E assim, ao mesmo tempo em que praticava a nutrição junto a pacientes que me provavam, no dia a dia, que conseguiam emagrecer de maneira relativamente fácil, eu observava a crise aumentando de modo epidêmico e a via explodir, estendendo-se a 27 milhões de franceses. Acompanhei esse fenômeno, que se mostrava universal e sem fronteiras, abismado por um certo número de fatores que me interpelavam, sem que eu os conseguisse de fato entender.

O primeiro deles, o ponto de partida da minha reflexão e da minha ação, foi sobre **o peso dos recém-nascidos ocidentais**, que, durante um espaço de trinta anos, entre 1970 e 2000, aumentou consideravelmente.

Em torno dos 3 quilos em 1970, esse peso passou a ser de 3,5 quilos três décadas depois, aproximando-se dos limites do sobrepeso. Atualmente, os 3,5 quilos viraram a norma, e só se considera um bebê com sobrepeso a partir dos 4 quilos.

Como explicar o aumento recente e significativo desse peso de nascimento, quando se sabe que o feto vive em total passividade e estrita dependência da alimentação da mãe? A única razão científica e logicamente evocável só poderia vir de uma mudança notável em escala mundial da alimentação materna.

É verdade que a gestante come menos que no passado, mas não da mesma maneira. Tal como ocorreu com o restante da população, em pouco menos de quarenta anos sua alimentação foi invadida por uma categoria de alimentos totalmente nova. São os alimentos transformados pela indústria, "processados", concentrados e refinados, até se tornarem o que, em nosso jargão, chamamos de *carboidratos invasivos*, pois são digeridos e assimilados na velocidade de um relâmpago.

O segundo fator que me chamou a atenção era a incompreensível **força e rapidez da explosão do sobrepeso.**

Tendo começado lentamente nos anos 1950, essa explosão aumentou de forma brutal a partir da década de 1970, estendendo-se, em 40 anos, a *um quarto da humanidade*. Parece-me impossível admitir que tal progressão possa ser explicada tão somente pela conjunção do excesso de gula e do sedentarismo, uma quantidade excessiva de calorias para uma queima insuficiente.

O terceiro fator foi **a aparição do diabetes tipo 2 nas crianças e nos adolescentes**, uma doença que até então reservava-se ao adulto.

Essa aberrante evolução afeta, em particular, os países emergentes, em que a cultura alimentar mudou profundamente. Por exemplo, as crianças chinesas possuem um grau de diabetes quatro vezes maior que o das crianças americanas.[3] Além disso, a aparição do diabetes infantil vem acompanhada de um grande aumento de uma obesidade que ainda atinge crianças cada vez mais novas. Como explicar que uma em cada seis crianças seja obesa aos 5 anos de idade e, principalmente, que o sinal dessa obesidade já possa ser detectado a partir dos 2 ou 3 anos? É difícil acusar uma criança tão nova de ser gulosa ou sedentária demais.

Outro fator que me chamou a atenção: **o aumento da frequência do diabetes gestacional.** Trata-se de um tipo de diabetes que aparece pela primeira vez ao longo da gravidez, habitualmente ao longo do último trimestre. Sabe-se que os hormônios secretados de forma natural pela placenta tornam a insulina menos eficaz. A esse fenômeno damos o nome de "resistência à insulina", o que obriga o pâncreas a secretá-la ainda mais, para manter sua proteção. Esse esforço excessivo pode exaurir o pâncreas e induzir a um diabetes temporário. É provável que esse fenômeno, que leva a um estoque de gordura, tenha sido uma vantagem e uma forma de proteção da gestação, quando esta se encon-

---

3. *Obesity Reviews*, da Associação Internacional para Estudos de Obesidade (IASO).

trava em condições de escassez, nos primórdios da espécie humana. No entanto, o recente surgimento dos açúcares invasivos e altamente processados da atual alimentação humana — logo, da alimentação da mulher grávida — extrapola a capacidade do pâncreas materno de controlar sua glicemia.

Isso acontece porque o número de mulheres atingidas pelo diabetes gestacional varia de acordo com os países e sua cultura. Por exemplo, se essa prevalência é de 6% a 10% na França, pode chegar a 18% nos Estados Unidos, onde se sabe que a proporção de açúcares consumidos é ainda maior.

Entre as diversas consequências do diabetes gestacional para a criança, existe o risco de ela nascer mais gorda que as demais, tornar-se obesa mais facilmente no início da fase adulta e desenvolver com mais facilidade uma intolerância à glicose, com risco de evolução para o diabetes.

Além disso, há alguns anos impôs-se um novo conceito: o da "diabesidade", que combina diabetes e obesidade.

Essas duas doenças, durante muito tempo consideradas distintas, transparecem sob o efeito de uma causa comum: o excesso de insulina produzida pelo pâncreas, reagindo à propagação de açúcares invasivos.

Isolados, cada um desses cinco fatores parece difícil de explicar. Mas, quando reagrupados e em sintonia, compõem um enigma que me intrigou durante muito tempo e cuja ligação em comum passei a buscar.

O indício que chamou minha atenção surgiu nas fichas das minhas pacientes. Pude cruzar informações, identificando seus hábitos e sintomas, e a exploração desse material trouxe à luz uma ligação entre as escolhas alimentares das grávidas que acompanhei ao longo de suas gestações e o peso de nascimento de seus filhos. Algumas eu acompanhei durante bastante tempo, e pude ver a evolução do peso dessas crianças até a adolescência. Nada estabelecido com perfeição ou significativo, mas o suficiente para despertar minha atenção para o período da gravidez.

Graças a essa curiosidade e à necessidade de explorar e compreender foi que descobri a epigenética, um continente científico que revolucionou o fundamento da genética. O poder explicativo da epigenética pôs fim aos meus questionamentos e tornou perfeitamente claro o que para mim era disperso e obscuro.

O que a epigenética diz de revolucionário?

Que, ao contrário do que se acreditava, o material genético, mesmo permanecendo um santuário, pode ser modulado no momento em que encontra uma nova pressão do ambiente no qual se desenvolve.

Quando se diz que o material pode ser "modulado", significa que pode ser estimulado ou deprimido, ligado ou desligado, adicionado ou subtraído.

Continuamente, o material genético de nossa espécie produziu cerca de 8 mil gerações sucessivas de seres humanos carregados, como todos os mamíferos, no seio de uma matriz materna.

Ao longo das primeiras 7.998 gerações carregadas até os anos 1965--1970, a alimentação materna variou de acordo com o momento ou o lugar, mas *nunca* conteve o que chamamos atualmente de carboidratos altamente processados, os açúcares. Esses alimentos, utilizados a partir da década de 1950 nos Estados Unidos, tiveram um *boom* de produção e consumo a partir de 1965-1970. Desde então, a cada ano, essa progressão não parou de crescer.

Amparada pelos avanços e descobertas da epigenética, minha hipótese se baseia no fato de que a nova alimentação surgida nos anos 1970 não é prevista pelo material genético de nossa espécie e pode com isso alterá-lo. Tal alteração afeta o pâncreas, órgão-alvo, e uma de suas secreções endócrinas, a insulina. Mesmo que tal alimentação possa ser suportada pela mãe, em curto ou médio prazo, ela representa um incidente maior na sucessão das 56 divisões do material genético que, em nove meses, transformam o feto em recém-nascido.

Esse choque frontal entre uma partição genética que "não conhece" os açúcares e um ambiente adverso que o sobrecarrega será retido no pâncreas fetal, acabando por fragilizar seu desenvolvimento.

É aqui que a epigenética intervém, assumindo um papel que ignorávamos há pouco menos de vinte anos. Ela age modulando a partição genética do pâncreas para acelerar sua proliferação celular e, deste modo, aumentar seu número de células. Assim, desenvolve-se um pâncreas que vai secretar mais insulina. O excesso de insulina, por sua vez, transforma mais glicose em gordura, engordando o feto, que vai nascer mais gordo do que deveria. Mas, acima de tudo, a criança não vai apenas nascer mais gorda, terá também um pâncreas agredido, que conservará uma vulnerabilidade definitiva.

A função do pâncreas é monitorar e controlar a taxa de glicose no sangue gerada por alimentos que contêm carboidratos. Quando a taxa ultrapassa 1,40 grama por litro, torna-se perigosa para os olhos, o coração, os rins, o cérebro e as artérias dos membros inferiores. Assim, o pâncreas reage secretando insulina, que baixa a taxa para cerca de 1 grama por litro de sangue, perfeitamente tolerável. O pâncreas e a insulina, seu braço direito, exercem esse papel por toda a vida.

Em condições naturais, até a década de 1960, os carboidratos processados praticamente não existiam, as mulheres grávidas os consumiam muito pouco, e os bebês humanos nasciam com um peso em torno de 3 quilos, com um pâncreas normal.

Atualmente, quando uma mãe se alimenta em excesso desses novos carboidratos — assim como a maioria da população —, *o pâncreas do bebê que carrega em si terá sido confrontado desde muito cedo com um excesso de glicose em seu sangue.*

Disso resulta uma vulnerabilidade que vai se manifestar de acordo com certos sinais:

O primeiro será **um peso de nascimento superior ao normal.**

O segundo, **uma persistente tendência ao sobrepeso ao longo da vida**, seja imediatamente na infância ou na adolescência, mais tardiamente ou de maneira mais incisiva que o normal.

O terceiro será **a aparição precoce de perda progressiva da sensibilidade à insulina**, que chamamos de resistência à insulina.

A partir disso, temos **uma evolução para a obesidade, a síndrome metabólica e o diabetes.**

Para tentar atenuar essa ameaça, construí o plano que proponho neste livro: **para afastá-la de um cenário que, embora perigoso, também pode ser evitado.**

Você vai ficar surpresa com a extrema facilidade das medidas que compõem o plano, com a ausência total de privação ou de frustração. Além disso, seu instinto materno será ainda mais completo, pois poderá dar a seu filho o mais belo dos presentes, um presente mágico: **seu futuro saudável.**

Mas para isso, antes de tudo, preciso convencê-la. Para compartilhar com você a convicção que me inspira, planejei este livro e seus capítulos por etapas, como se fossem degraus de uma escada, por assim dizer.

Devo acrescentar que essa estrutura tem suas raízes em um imenso trabalho científico coletivo. Centenas de milhares de estudos, trabalhos científicos, enquetes, pesquisas e observações com origem em cada continente, dos quais me vali para assegurar a eficácia deste plano.

- Meu primeiro capítulo é dedicado ao inimigo: o SOD — sobrepeso, obesidade e diabetes. Você precisa se conscientizar de sua gravidade, e por fim terminarei esta obra lhe mostrando maneiras de evitar sua evolução para a criança que está em gestação.
- O segundo capítulo comenta as causas profundas e ocultas dessa patologia, seu componente psíquico, mental e social. Fala-se sempre de

como se engorda, mas nunca por quê: "Sofro, logo como, e consumo açúcar de acordo com meu sofrimento... E sofro, pois levo uma 'vida de cão' em um mundo loucamente estimulante e rico, mas que me subjuga e cujas satisfações não são reconhecidas pelos meus mecanismos cerebrais de recompensa."

- O terceiro capítulo é dedicado ao ator principal do plano, o pâncreas de modo geral, ou seja, o seu pâncreas, adulto, mas sobretudo o do filho que você está gerando e que evolui dia após dia.

Como já vimos, a explosão dessa crise não pode ser explicada apenas pelo fato de que as pessoas estão comendo demais e se exercitando menos. Essas duas causas nunca poderiam levar a uma epidemia tão grave. Acredito que a intensidade da disseminação se deva à chegada ao mundo de uma leva de recém-nascidos providos de pâncreas com uma vulnerabilidade que multiplica de maneira exponencial a sensibilidade ao açúcar.

- O quarto capítulo explica detalhadamente o desenvolvimento do pâncreas.
- O quinto capítulo trata das poderosas indústrias açucareira e farmacêutica; a primeira prospera com o gigantesco mercado do açúcar, e a segunda, com as doenças "da civilização", em decorrência do consumo desenfreado de açúcares.
- O sexto capítulo é dedicado à nossa espécie e à genética que a exprime. Em todas as espécies conhecidas, o material genético possui inclinações e diretrizes alimentares, tanto no plano nutricional quanto no fisiológico e comportamental. Que alimentos são universalmente humanos? Quais são aqueles que sempre o foram, em qualquer lugar do mundo, e quais são os que nunca o foram e cujo consumo desestrutura nossa biologia?
- O sétimo capítulo abriga a peça-mestra da minha estrutura: **a ciência da epigenética**, que me seduziu graças à sua ousadia e seu poder explicativo. A epigenética cativa a comunidade internacional, e tentarei revelá-la a você da maneira mais simples possível. Seu instinto materno e seu bom senso serão meus maiores aliados, e tenho certeza

de que você lerá com atenção. Uma vez compreendida e endossada, essa mensagem tão simples e coerente dará seus frutos naturalmente, durante a gestação, para a criança que você está gerando; e, após a gravidez, para você mesma.

Se eu puder aproveitar sua disponibilidade intelectual e lucidez, gostaria de deixar uma lição e uma mensagem.

Essa mensagem é inteiramente baseada no fato de que os açúcares processados não são alimentos naturais para a espécie humana. Pior que o açúcar branco, hoje em dia há ainda a farinha branca. Esse açúcar, de fato, possui uma característica ainda mais invasiva, por ser mais rápido na travessia pelo sistema digestivo e demandar mais insulina.

Existe um abismo entre a farinha branca de hoje em dia e a farinha de há pouco menos de cinquenta anos; um abismo entre a farinha branca e a farinha integral. Cuidado, pois a farinha integral é apenas fortificada, ou seja, uma farinha branca à qual se adiciona farelo de trigo. A partir do momento em que chega ao estômago, a mistura se desfaz e a farinha branca, muito mais veloz do que o farelo, escapa e chega ao sangue rapidamente e em peso, o que faz com que a farinha fortificada se comporte como a farinha branca. Do mesmo modo, existe um abismo entre um suco de frutas e uma fruta inteira.

- No oitavo, no nono e no décimo capítulos, vou acompanhá-la na prática do plano em si, com medidas que vão surpreendê-la de tão simples que são. Estou certo de que seguirá comigo na corrida em direção à vitória!

Por fim, vou explicar como podemos ir ainda mais longe juntos, com o auxílio da internet.

Para iniciar esta obra, gostaria de lhe fazer uma promessa de compromisso absoluto. No que diz respeito às medidas alimentares que compõem este plano, nenhuma será inconveniente ou apresentará riscos a você ou ao seu bebê; pelo contrário, todas serão benéficas para a saúde de ambos.

Capítulo 1

O inimigo: o SOD

A invasão do sobrepeso apresentou um rápido avanço e gerou tantos danos que não é mais possível camuflá-lo sob uma mera "exuberância de formas". Atualmente, o sobrepeso tornou-se um assassino patenteado, o primeiro de todos os riscos que ameaçam a civilização atual. Eis os riscos que o SOD representa para o seu futuro filho e tudo o que você precisa saber para protegê-lo.

O sobrepeso é uma doença recente

Antes da Segunda Guerra Mundial, o sobrepeso existia, mas restringia-se a uma ínfima parte da população. Ser gordo, ou mesmo obeso, era visto como um sinal aparente de riqueza e poder — de preponderância, no sentido mais amplo da palavra. Na França, antes da guerra, estimava-se a existência de 100 mil pessoas com sobrepeso e obesas.

Em 1960, chegou-se a 1 milhão.

Em 2009, contavam-se 27 milhões de pessoas em sobrepeso, entre as quais 7 milhões de obesos — que irão viver NOVE anos a menos que os demais. E a França é um dos países que mais resistem a esse problema.

Se nos Estados Unidos chegássemos a uma prevalência do sobrepeso, haveria duas vezes mais obesos na França.

Como explicar esse fenômeno, sua relação com o momento em que surgiu e o modo como se propaga?

A resposta habitual é que isso teria acontecido graças a um consumo de calorias superior aos gastos calóricos. Mas essa é uma maneira de não explicar nada, que esclarece apenas o "como" e o "porquê" do sobrepeso. E por quê?

O objetivo deste livro é mostrar, de maneira cientificamente comprovada, que, sendo uma mãe em potencial, *você detém o poder de intervir de maneira decisiva no futuro do sobrepeso de seu filho*.

E que se todas as mães do mundo compreenderem tal fato e adotarem estas medidas simples, é possível deter a epidemia do sobrepeso, em um primeiro momento, e, em seguida, revertê-la.

O que escrevo pode parecer extravagante ou utópico. Como imaginar que se possa atenuar um problema tão grave de maneira tão simples, quando esse mesmo problema já causou **a morte de dezenas de milhares de pessoas no mundo inteiro**, principalmente quando até hoje nenhum país foi capaz de contê-lo?

Trabalhei neste projeto durante três anos, e não estou sozinho. Interroguei dezenas de cientistas envolvidos no assunto e especialistas no tema, analisei milhares de estudos a esse respeito.

Todos concordam com o fato de que, desde a origem de nossa espécie, há 200 mil anos, a transmissão da vida de uma mãe ao seu pequeno se dá em um contexto alimentar estável, apesar das variações culturais e geográficas — um contexto que deve respeitar a especificidade da alimentação humana. Ora, a partir da metade do último século essa especificidade foi destruída *ao mesmo tempo* que a crise do sobrepeso começou a surgir.

Essa ruptura no equilíbrio se deve à industrialização da alimentação humana. O alimento tornou-se uma mercadoria e passou a sofrer os imperativos da produtividade, da redução de custos e de uma busca prioritária pelo lucro, sem levar em conta as consequências nutricionais.

Atualmente, do nascimento à metade da vida de um ser humano, a intensa produção da indústria do açúcar, da farinha e de seus derivados prospera às custas do nosso sobrepeso. Tal indústria nos "faz engordar".

E na segunda parte da vida adulta a indústria farmacêutica prospera reparando os danos derivados do sobrepeso...

Como nossas sociedades são governadas pela economia, os ativistas dessas duas indústrias confeccionam e mantêm um casulo de proteção e de desinformação para proteger os próprios interesses. Assim, duvido que os poderes públicos e as autoridades administrativas de saúde tenham o verdadeiro desejo de travar uma guerra contra o sobrepeso, pois muitos interesses públicos e privados estão em jogo. Isso explica a linguagem ambígua de inúmeros atores políticos, que esbravejam contra o sobrepeso, mas nada propõem de diferente. Ou, pior, sugerem falsos caminhos, já fadados ao fracasso.

Devemos nos resignar? Com o objetivo de enfrentar essa grande dificuldade, elaborei a via de contorno proposta neste plano. Mesmo que a cultura do consumo gere o sobrepeso e dificulte as tentativas de remediá-lo, com todos os obstáculos que o acompanham, é preciso ver o problema de outra maneira, agir em sua raiz e impedir o sobrepeso de se instalar ainda mais.

É por essa razão que eu gostaria de lhe falar, pois, dentro da minha ação, é você que detém o poder de conter esse problema mortífero.

Você está se preparando para dar à luz. Durante os meses de sua gestação, vai viver sob a influência de seus hormônios maternos, os mesmos hormônios que desde as origens do mundo fazem com que, durante alguns meses, uma mulher seja mais mãe do que mulher. E, mesmo atualmente, tenho certeza, também fazem com que essa mesma mulher seja mais mãe do que consumidora.

A meu ver, durante esse período de graça, você está em um estado em que o canto das sereias do consumo pode desaparecer diante do desejo de que seu filho nasça com saúde. Assim, de maneira prática, vou lhe mostrar como é possível protegê-lo ao longo de seu desenvolvimento primordial e prevenir a instalação dessa vulnerabilidade que de outro modo poderia acompanhá-lo por toda a vida.

Voltemos ao perigo que o sobrepeso representa, suas consequências e complicações. A ideia não é preocupá-la, mas apresentar o inimigo sob todos os ângulos, sabendo que, **mesmo sendo perigoso, ele também pode ser evitado.**

Complicações do sobrepeso e da obesidade

As complicações são muitas e ocupam todo o terreno de estudos da patologia. Para resumir de maneira simples: **um obeso corre um risco dez vezes maior que uma pessoa não obesa de ter uma doença relacionada.**

O diabetes tipo 2

Este parágrafo lhe concerne particularmente se existirem diabéticos em sua família, se você estiver com sobrepeso, se já tiver sofrido de diabetes gestacional, se come muitos alimentos doces ou cheios de carboidratos rápidos, como pão, arroz branco, massa branca ou batatas.

O diabetes é, sem a menor dúvida, a complicação mais direta do sobrepeso, o que lhe valeu a inclusão no neologismo "diabesidade". Essa união se explica pelo fato de que a obesidade e o diabetes têm o mesmo ponto de partida: a insulina e o pâncreas que a secreta. De fato, a esmagadora maioria dos diabéticos tipo 2 é obesa ou está com sobrepeso.

A gravidade do diabetes se deve ao fato de ser uma doença silenciosa, notada apenas quando os danos já são ameaçadores e, não raro, correlatos. Tenha em mente que o diabetes nasce quando o pâncreas perde o controle da concentração de glicose no sangue.

Em torno de 1 grama por litro, a glicose é mais que necessária — ela é indispensável.

No entanto, a partir de 1,15 grama por litro, torna-se progressivamente corrosiva para diversos órgãos, e a partir de 1,26, em jejum, já existe o estado diabético.

Sem o pâncreas e na ausência de insulina, a glicose é mortífera a partir de 7 a 10 gramas por litro. Esquecendo de se medicar, em menos de uma hora um diabético com insulina em um pâncreas inativo morreria de um coma diabético, depois de ingerir pão e refrigerante.

Quais são as complicações do diabetes?

- O infarto

O infarto atinge o diabético três a quatro vezes mais que o não diabético. Além disso, o infarto do diabético é muitas vezes silencioso, pois seu prejuízo neuropático, que reduz a sensação de dor, retarda ainda mais o diagnóstico. Na fase aguda do infarto, injeta-se insulina em caráter de urgência para retirar do coração o excesso de glicose que o agride. É a este ponto que o açúcar do sangue, a glicose, pode ser perigoso quando se acumula.

- A cegueira

O diabetes é a primeira causa de cegueira adquirida. Por quê? Porque a glicose, em excesso e prolongada no sangue, "carameliza" os capilares sanguíneos e as arteríolas que alimentam a retina, criando os edemas, dilatações e sangramentos que com o tempo levam à cegueira.

Novamente, é a glicose — e seu alto grau de insulina, graças a uma falha do pâncreas e de sua secreção — que está em questão.

- A hipertensão arterial

Esta doença é tão comumente associada ao diabetes que quase pode ser considerada um sintoma intrínseco. A hipertensão arterial atinge um em cada dois diabéticos. Com o sobrepeso localizado na barriga e o diabetes, temos o cenário da síndrome metabólica.

A hipertensão agrava o prognóstico do diabetes, acelerando o risco de infarto e, pior ainda, o de um acidente vascular cerebral.

- A insuficiência renal

O açúcar é o primeiro e o mais potente veneno para os rins. O diabetes é o primeiro recrutador da diálise, que evidencia a falência do rim e a obrigação de se recorrer a uma máquina artificial para livrar o corpo de seus resíduos.

É comum ouvirmos que as proteínas são ruins para os rins. Esse rumor sem fundamento é utilizado pela indústria do açúcar como uma distração, para nos fazerem esquecer que o único nutriente que afeta os rins é o próprio açúcar, a glicose do sangue, quando esta ultrapassa a faixa de 1,40 grama por litro.

Abro aqui um parêntese.

Você que me lê e que é uma mãe em potencial entende facilmente que a alimentação de um adulto difere da alimentação de uma criança, e ainda mais de um recém-nascido. Mas a diferença é de uma ordem ainda maior quando se trata de um feto em intenso desenvolvimento.

Ao longo dos meses de gestação, você deve ficar atenta à informação que recebe, particularmente ao discurso publicitário.

Quando analisam a veracidade e os riscos por trás das mensagens alimentícias, os censores publicitários avaliam em função do usuário adulto, não da eventual criança que a mulher adulta carrega.

Um dos primeiros objetivos deste livro é lhe mostrar que os açúcares e a insulina que controla sua presença excessiva no sangue são os principais responsáveis pela obesidade e pelo diabetes do adulto, sendo esses mesmos sintomas atualmente a principal causa de mortalidade.

Mesmo que sejam necessárias dezenas de anos para que esses açúcares consigam afetar profundamente a saúde de uma pessoa adulta, o mesmo não acontece com um feto em pleno desenvolvimento. Impregnado pela alimentação atual da mãe, o pâncreas em formação será perturbado em um momento crucial, e vai conservar uma "vulnerabilidade" que o tornará sensível aos riscos mais negativos e profundos do açúcar.

Estou convencido de que a incompreensível explosão do sobrepeso no mundo se deve, em grande parte, ao nascimento de crianças que trazem consigo uma vulnerabilidade ao sobrepeso e ao diabetes adquirida no ventre de suas mães. Quando adultos, tal vulnerabilidade, associada a uma alimentação muito rica em "açúcares refinados", gera um novo modelo de ser humano, infinitamente mais apto a engordar e a se tornar diabético. É esse processo que nos faz entender como a população do sobrepeso pôde passar de algumas centenas de milhões para mais de 2 bilhões de pessoas.

Em 1980, contavam-se 100 milhões de diabéticos no mundo. Em menos de duas gerações esse número chegou a 400 milhões.

Se você está grávida, você é a única ligação entre o que coloca na boca e a glicose que chega ao sangue e ao pâncreas de seu bebê. Assim, naturalmente, você é a única que pode assegurar a proteção alimentar dele ou dela, caso perceba tal necessidade profunda e saiba contorná-la. É minha missão lhe transmitir essa convicção e esse conhecimento.

O mundo da produção de alimentos e seu braço direito, a publicidade, não têm qualquer intenção de prejudicar quem quer que seja, mas são movidos por um objetivo prioritário: produzir lucros com eficiência. Durante os meses em que nossa espécie lhe dá a incrível missão de gestar e carregar uma vida, você deve aprender a distinguir entre o que é tolerável para você e o que não é para o seu filho.

Não é fácil ver as mensagens publicitárias na televisão e seu alto grau de sedução com espírito crítico, mas eu lhe peço que, durante esses meses, mantenha-se alerta. Em condições normais, uma propaganda pode convencê-la de que você precisa de um biscoito não apenas doce, mas entupido de farinha, para continuar ativa e compensar o gasto energético da manhã. Conto com seu instinto materno para não cair nessa armadilha e resistir à tentação. Um dos biscoitos mais vendidos na França contém 62% de carboidratos, dos quais quase 20% de açúcar branco. Parece piada: o mesmo biscoito é apresentado como altamente dietético.

Antes de escrever este livro, pensei muito e hesitei em entrar neste combate. Fui suficientemente confrontado pelo poder da indústria alimentícia para saber que este projeto será muito mais atacado que a minha dieta, pois pretende cortar o mal pela raiz — e se fosse implementado, poderia se mostrar ainda mais devastador para certas atividades comerciais e seus lucros.

Tenho esperanças de que, quanto mais se estender a epidemia, mais alienadora e custosa ela se tornará, e mais o consumidor será resistente aos sofrimentos que lhe são impostos. Chegará o dia em que esses produtores entenderão que seu modelo econômico está afundando e que mudar os paradigmas será vital para a economia. O processo já está em curso: em 2014, a renda anual da Coca-Cola e do McDonald's diminuiu. (A Coca-Cola caiu 1,37%, com 12,57 bilhões de dólares em vez dos 12,87 bilhões. O mesmo aconteceu com o McDonald's, cuja renda de 7,18 bilhões de dólares foi inferior aos 7,29 bilhões esperados.)

Mas essa evolução pode levar tempo, e tudo que possa acelerar o processo — na minha opinião, inevitável — será bem-vindo, quando se sabe que uma pessoa com sobrepeso, obesa ou diabética morre a cada segundo no mundo.

Nesse combate em que eu quis me envolver, conto com um aliado bastante forte, um grande aliado, implantado no coração do ser humano e de todos os mamíferos: o instinto materno. Vi muitas mulheres abandonarem o tabaco sem pensar duas vezes, ou o vinho e a maconha, assim que souberam que estavam grávidas. Graças a isso, tenho certeza de que, se eu conseguir transmitir o fruto de minha pesquisa e de minhas convicções, será mais difícil para os lobistas da indústria alimentícia desvirtuá-las.

Fecho aqui o parêntese, para retomarmos as consequências do diabetes.

- A neuropatia

O prejuízo que o açúcar traz para os nervos é uma das complicações mais frequentes do diabetes. É a glicose em excesso e prolongada que pouco a pouco ataca os nervos e altera profundamente seu funcionamento. Um dos distúrbios mais frequentes e inconvenientes é sua ação sobre a sensibilidade. Uma dor horrível ao simples contato de um lençol sobre o pé ou uma insensibilidade que pode fazer com que se negligencie uma queimadura ou um machucado, o que explica o grande número de feridas infectadas do diabético, levando-o à amputação. A redução do consumo de açúcares e o equilíbrio da glicemia podem reverter tal complicação quando ainda é recente, mas apenas estabilizá-la em estágios avançados.

- Diabetes e amputação

Quando o diabetes não é bem-regulado a longo prazo, o açúcar que circula agride também as artérias, que se esclerosam e encolhem. Assim, menos sangue arterial, rico em oxigênio, chega às extremidades do corpo. Basta, então, uma pequena ferida, percebida tardiamente — graças à perda da sensibilidade —, para que se instalem infecções que não cicatrizam. É o terreno das pequenas gangrenas do dedão do pé; depois, de todo o pé e, às vezes, da perna. Assim, 70% das amputações acidentais são de origem diabética.

- Diabetes e ereção masculina

O diabetes é a primeira causa orgânica dos distúrbios de ereção. Entre 50% a 75% dos homens diabéticos perdem a ereção e têm a vida sexual afetada.

A ereção normal é provocada por um aprisionamento do sangue no corpo cavernoso do pênis. Para que a ereção seja suficiente e duradoura, é indispensável que as artérias e as veias, as fibras nervosas e os hormônios masculinos exerçam seu papel perfeitamente.

Ora, para o diabético, os níveis frequentemente muito altos de glicose danificam a rede arterial, venosa e nervosa. Além disso, o sobrepeso facilita a conversão dos hormônios masculinos — a testosterona — em estrogênios femininos.

Tendo chegado ao estágio mais avançado, o diabetes se torna uma doença severa, pois tudo se degrada simultaneamente. Os déficits que se acumulam costumam criar um estado depressivo que, somado aos problemas de ereção, acaba também repercutindo na vida do casal.

- Apneias do sono

São as pausas respiratórias que ocorrem durante o sono profundo. A respiração se interrompe ao menos durante dez segundos e mais de cinco vezes por hora. Essas apneias têm grande desdobramento na qualidade de vida, levando ao cansaço, a cefaleias e a uma incômoda sonolência.

Para o obeso, o ganho de peso se reflete particularmente na base da língua, muito rica em tecido adiposo. O peso extra da língua usa a laringe como apoio e reduz seu diâmetro, até obstruí-la. Além disso, para quem sofre de apneia, costuma-se observar uma flacidez e uma perda de tonicidade dos músculos da garganta e da laringe, o que agrava ainda mais a obstrução.

- Dores nas articulações

O sobrepeso recai mecanicamente sobre as cartilagens e as desgasta mais depressa. As articulações mais sensíveis e que mais costumam ser atingidas são os joelhos, assim como as vértebras lombares e, para quem tem predisposição, os quadris. Antes de qualquer tratamento medicamentoso ou cirúrgico, os reumatologistas e ortopedistas pedem a seus pacientes que emagreçam. E muitas vezes obtêm sucesso, pois a perda de peso logo melhora os sintomas.

Quando o diabetes também está presente, outros sintomas mal diagnosticados aparecem. A impregnação da glicose fragiliza e causa danos aos tendões. Com o agravo do sobrepeso, os diabéticos sofrem de tendinites múltiplas que perturbam sua motricidade e ocasionam dores noturnas que afetam a recuperação do sono.

- Alzheimer ou diabetes tipo 3

O diabetes aumenta muito (de uma vez e meia a duas) o risco de se desenvolver o mal de Alzheimer. A toxicidade do excesso de açúcar no sangue não poupa o cérebro. A glicose em excesso ataca a microcirculação e afeta os neurônios. Além disso, a resistência à insulina ocasiona um estresse inflamatório cujos efeitos se agregam à enfermidade dessas células nervosas. Por fim, o organismo neutraliza o excesso de glicose, transformando-o em triglicerídeos, que contribuem para o aprisionamento dos neurônios pelas placas amiloides.

Atualmente, todos os especialistas do mal de Alzheimer estimam que uma alimentação reduzida em açúcares e uma atividade física que consuma glicose retardam a aparição da doença.

À medida que avançamos na investigação das complicações do sobrepeso, sempre encontramos o excesso de açúcar e, tentando impedir seu caráter tóxico, também a insulina e o pâncreas que o secreta. Assim, surge uma série de questionamentos indispensáveis:

- Por que, há duas gerações, um número crescente de pâncreas humanos vem deixando de cumprir suas funções?
- Por que cada vez mais bebês nascem mais gordos que há duas gerações?
- Por que o número de diabéticos aumenta na mesma proporção do número de obesos?
- Por que o diabetes gestacional atinge muito mais as mulheres de hoje que suas avós?
- Como explicar que crianças e adolescentes se tornem diabéticos quando, duas gerações atrás, o diabetes não os atingia e dizia respeito apenas a adultos em idade madura?

São muitas questões, que apontam para uma categoria de alimentos cuja aparição é bastante recente — alimentos que extrapolam as possibilidades fisiológicas de nosso pâncreas. Não é preciso ir muito longe para encontrar as respostas. Enquanto os alimentos ricos em proteínas (carnes, peixes) e os alimentos ricos em lipídios (óleos e manteiga) mudaram muito pouco, a família dos carboidratos teve um grande desenvolvimento. E, entre tais carboidratos, os que estão em foco aqui são os que a indústria alimentícia transforma e modifica. Cada "progresso" da transformação industrial os torna cada vez mais penetrantes, invasivos e rápidos. Quando chegam em abundância ao sangue, obrigam o pâncreas a secretar cada vez mais insulina. A insulina engorda, pois transforma a glicose em gordura. O trabalho excessivo do pâncreas acaba levando-o ao esgotamento e abrindo as portas para o diabetes.

Apenas um pâncreas robusto poderia enfrentar uma alimentação tão agressiva e artificial. Ora, a robustez e a resistência são adquiridas durante os seis últimos meses de gestação. Para obtê-las, deve-se, imperativamente, manter o desenvolvimento acelerado desse minúsculo pâncreas longe da presença excessiva desses alimentos nocivos.

Todas as minhas ações visam convencê-la a alimentar-se como se fazia há apenas duas gerações, e particularmente durante o quarto e o quinto meses de sua gestação, os mais decisivos para o desenvolvimento do pâncreas da criança que você carrega.

As consequências do sobrepeso para o coração

O coração é um dos órgãos-alvo desse mal.

Para um obeso, o trabalho do bombeamento cardíaco está diretamente ligado ao seu sobrepeso. Basta carregar uma mochila de 10 quilos para aumentar a frequência cardíaca e a força de contração cardíaca de um indivíduo sedentário.

Além disso, o excesso de gordura cria resistência quando chega ao sangue. O músculo cardíaco deve bombeá-lo mais intensamente para atravessar os trechos em que a gordura se encontra, o que provoca um aumento da pressão arterial.

A obesidade e o diabetes são comumente associados a uma elevação dos triglicerídeos e do colesterol ruim no sangue, assim como a uma baixa do bom colesterol: um trio que obstrui as artérias e suas paredes.

As artérias comprimidas e fragilizadas por placas de lipídios, combinadas a um sangue que circula sob forte pressão, criam as condições para a incidência de problemas circulatórios nas áreas em que a vascularização já é naturalmente crítica. É o caso das artérias coronárias, que oxigenam o coração, e, quando bloqueadas, causam angina no peitoral seguida de infarto.

Acidente vascular cerebral

Aqui encontram-se as mesmas causas, mas, entre elas, a hipertensão arterial é a protagonista. No obeso e no diabético, os grandes troncos carotídeos, espalhados por toda a extensão do pescoço para levar sangue ao cérebro, costumam ficar parcialmente obstruídos. O mesmo acontece com a rede de artérias no cérebro. Em um terreno minado como esse, basta uma hipertensão mais ou menos descuidada para que uma artéria se obstrua ou, nos casos mais graves, se rompa, levando a uma hemorragia e a uma compressão cerebral.

O câncer

Atualmente, existe um amplo consenso científico sobre as estreitas relações entre o câncer e a alimentação. Cerca de meio milhão de novos casos de adultos com câncer no mundo pode ser atribuído ao sobrepeso e à obesidade.[4]

Entre os fatores reconhecidos, os mais característicos são o sobrepeso e o diabetes. O que se discute aqui, repito, é o açúcar e todos os carboidratos invasivos encontrados no sangue, sob a forma de glicose. Aliás, é justamente a glicose que tem um papel determinante no desenvolvimento e na proliferação do câncer. Por quê?

Comparemos uma célula normal a uma célula cancerosa. A primeira funciona em modo híbrido, alimentando-se, ao mesmo tempo, de glicose e de ácidos graxos (açúcar ou gordura).

---

4. Ligue contre le cancer, "Les chiffres clés des cancers": https://www.ligue-cancer.net/article/6397_les-chiffres-cles-des-cancers

Já a célula cancerosa não aceita gorduras e se alimenta exclusivamente de glicose, sem a qual não poderia sobreviver.

Contudo, a glicose não apenas alimenta a multiplicação e a disseminação das células cancerosas. Quando libera a produção de insulina, a glicose estimula, por consequência, a produção de um fator de crescimento extremamente eficaz (Insuline Growth Factor, ou GFI), exercendo um efeito de crescimento sobre a célula cancerosa. E, finalmente, a cereja do bolo: sabe-se que as células adiposas hipertrofiadas das pessoas com sobrepeso ou obesas sofrem e produzem citocinas que ocasionam inflamações.

Por todas essas razões, atualmente a maioria dos especialistas em câncer prescreve **uma alimentação pobre em açúcares invasivos, que desacelere o desenvolvimento dos tumores e, principalmente, a disseminação das metástases.**

A depressão

A obesidade e o diabetes são atualmente reconhecidos como doenças gêmeas e integradas ao novo conceito de "diabesidade". Essa associação cria uma insatisfação, um sofrimento e uma dor estatisticamente ligados a uma terceira doença, também em ascensão: a depressão.

A análise detalhada de R. J. Anderson mostrou que **os diabéticos têm duas vezes mais chances de ter depressão que os não diabéticos.**[5] Essa associação se deve mais a um reflexo físico da doença que a seus fatores metabólicos. Isso é comprovado: os diabéticos não diagnosticados ou que ignoram ter a doença são menos depressivos que aqueles que o sabem.

No que diz respeito ao sobrepeso, o vasto estudo da Universidade de Leyde concluiu que ser obeso favorece a depressão, e que estar

---

5. R.J. Anderson, B.A., K.E. Freedland, ph.D., R.E. Clouse, M.D. e P.J. Lustman, ph.D., *The Prevalence of Comorbid Depression in Adults With Diabetes. Diabet. Med.*, 2006, nov.; 23(11): 1.165-73.

deprimido favorece o ganho de peso.[6] Desse modo, os obesos teriam um risco maior, de cerca de 55%, de desenvolver depressão, e os depressivos, por sua vez, têm 58% mais chances de se tornarem obesos.

À medida que aumenta, e mais ainda quando chega ao estado de obesidade, o sobrepeso gera um sentimento de exclusão e desvalorização. A rejeição do corpo e da autoimagem, a sensação de discriminação, real ou imaginária, leva a complexos, a inibições e à perda da autoestima.

Por outro lado, os depressivos estão sempre em uma busca vital por satisfação, e os alimentos doces e gordurosos acabam sendo privilegiados, o que explica o ganho de peso.

Além disso, a depressão reduz a motivação para começar uma dieta para emagrecer ou controlar o diabetes, assim como fragiliza o cumprimento do tratamento médico; e, ainda mais, a realização de atividades físicas.

Por fim, para agravar a situação, a maior parte dos antidepressivos leva ao ganho de peso.

O furacão e a borboleta

Neste capítulo tentei lhe mostrar o inimigo como ele é: temível, e ao mesmo tempo aparentemente inofensivo. Sua força também vem do fato de que os que sofrem ou são ameaçados por ele pensam, e com razão, que podem, a qualquer momento, combater a ameaça — e, desse modo, que a ameaça pode esperar. Mas, retardando o prazo, o mal os atinge antes que comecem a combatê-lo.

O mesmo acontece com o tabaco. O que me deixa **otimista é que a maioria das fumantes para de fumar ao saber que está grávida. E o que quero propor aqui é infinitamente mais simples que parar de fumar.**

---

6. F.S. Luppino 1, L.M. De Wit, P.F. Bouvy, T. Stijnen, P. Cuijpers, B.W. Penninx, F.G. Zitman, "Overweight, obesity, and depression: a systematic review and meta-analysis of longitudinal studies", *Arch. Gen. Psychiatry*, março de 2010, 67(3), p. 220-9.

O inimigo — sobrepeso, obesidade e diabetes — já atacou mais de 2 bilhões de seres humanos. Paradoxalmente, é um fenômeno recente. E tem uma data de nascimento (1944), por razões que explicarei no capítulo seguinte. Dar uma data de nascimento a um fenômeno mundial é situar sua origem e permitir sua explicação, ou mesmo seu diagnóstico.

Algo muito importante surgiu nesse momento da história, algo que modificou profundamente o modo de vida do homem, assim como sua saúde física e mental. Tal evento foi a porta de entrada para um novo modelo de civilização, um sistema regido pela economia e pela obrigação que seus membros têm de consumir cada vez mais a cada ano.

A partir disso, todas as tentativas de acabar com o sobrepeso e a obesidade falharam, pois as que têm um significado e seriam eficazes são vistas pelos produtores como uma ameaça a seus interesses, sendo imediatamente combatidas pelos mesmos, com todos os meios que possuem.

Não se luta contra o furacão de uma civilização embalada por uma epidemia, mas todo furacão, por mais tenebroso que seja, começa como uma brisa leve, o famoso "bater de asas de uma borboleta, capaz de criar um tornado do outro lado do mundo".

Minha convicção e o projeto que este livro defende se baseiam no fato de que, se o mítico batimento de asas da borboleta pode ocasionar um tornado, é no momento das primeiras batidas de asa que ainda se pode evitar o pior.

A vocês, leitoras que estão no início da gravidez, peço que tentem controlar a leve brisa durante sessenta dias decisivos, para evitar que uma criança nasça no furacão representado pelo sobrepeso e pelo diabetes.

Capítulo 2

As causas do SOD

Cinco razões ocultas para a crise do sobrepeso, da obesidade e do diabetes

Explicações que só se tornam interessantes para os meios de comunicação na fase mais avançada

O sobrepeso e a obesidade não entram no campo médico e não são levados a sério, nem tratados pelos médicos, a não ser quando chegam a um estado mais preocupante. Enquanto o sobrepeso não atinge a saúde ou a vida de uma pessoa, é visto como uma frivolidade e relegado a revistas e anúncios de soluções milagrosas para emagrecer. Infelizmente, quando as complicações surgem, são graves e dificilmente reversíveis.

O sobrepeso se situa entre a oferta e a demanda

Por um lado, uma demanda compulsiva por alimentos gratificantes, para compensar lacunas advindas de outras áreas de frustração.

Por outro lado, uma oferta alimentar excessiva, com alimentos cada vez mais diversificados, sedutores e atraentes. Quem engorda sofre muito com o ganho de peso, mas menos que por se privar dos alimentos que engordam.

A invasão dos carboidratos industriais altamente refinados

Os alimentos de hoje se deparam com um pâncreas que não foi concebido nem programado para recebê-los.

A glicose do seu sangue, que chega a apenas 1 ou 2 gramas por litro, torna-se um verdadeiro veneno para todos os órgãos que seu sangue irriga. A resposta é uma transformação desse açúcar em gordura, o que gera o sobrepeso e, em seguida, o diabetes.

A lógica do mercado

Os produtores que geram a oferta alimentar têm apenas um objetivo: incitar os consumidores a comprar sua produção. Eles o fazem de duas formas.

A primeira tem uma lógica clássica de sedução e competição baseada no marketing, na embalagem e na publicidade.

A segunda, infinitamente mais perniciosa, tende a desacreditar as bases naturais da felicidade humana, entre elas as satisfações vindas da família, do amor e da sexualidade, do uso do corpo, da imersão na natureza, do sagrado e do belo — todas elas naturais e gratuitas. Atualmente, em um contexto em que se deve escolher entre a felicidade simples e a necessidade de consumir, uma lei sociológica perfeitamente estabelecida é a de que "um consumidor infeliz consome mais do que um consumidor feliz".

Contudo, dessa mesma lógica de mercado nasce um elemento de otimismo: afinal, os lucros da indústria dependem de nós, os clientes, e de nossa aceitação de consumo. Quando "votamos" em seu favor com nossas carteiras e manifestamos um desejo por alimentos mais virtuosos, a indústria nos acompanha; ela concebe, desenvolve e promove os produtos que desejamos.

Para isso, no entanto, é preciso que os formadores de opinião, as instâncias sanitárias, a mídia e os políticos pensem e digam exatamente isso. Os produtores têm consciência do problema e sabem que os produtos de alta qualidade nutricional serão, um dia, seu eldorado. Estão apenas esperando um sinal definitivo para se lançarem na competição. Eles já o demonstraram com os refrigerantes "light", os chicletes e, mais recentemente, com a nova mania de produtos sem glúten.

A importância da alimentação da gestante

A quinta razão é determinante, pois dela se originam "os primeiros batimentos de asas da borboleta". É o assunto deste livro, a importância fundamental da alimentação da mãe grávida sobre o pâncreas da criança que carrega.

O sobrepeso, um conflito recente entre o indivíduo e a sociedade

Cuidado, você está prestes a entrar em uma zona de significados extremamente pertinente para qualquer ser humano, mas sobretudo para todas as mães que se preparam para dar à luz uma nova geração. Apertem os cintos!

Começarei com uma metáfora: a da abelha e da colmeia.

A alegria da abelha é recolher pólen, deixar-se guiar pelos perfumes e cores das flores. Uma abelha feliz sai de sua colmeia para entrar na corola das flores, ao contato com o pólen, e impregnar-se e encher-se de néctar. Em seguida, volta para a colmeia guiada pelos raios de sol. Assim, leva consigo o que se tornará seu mel e sua cera.

No entanto, quando a colmeia pertence a um produtor de mel, o mel e a cera são desviados de sua primeira função. Além disso, quando as abelhas vivem perto de uma usina de beneficiamento de cana-de-açúcar, podendo alimentar-se disso, não recolhem mais o pólen das flores.

Agora, eu gostaria de levá-la à colmeia humana. Você não vai se decepcionar, pois, ao fim deste capítulo, se tiver me dado a atenção devida, não verá mais a vida da mesma maneira. Você vai penetrar no coração do que é essencial à espécie humana, e tal compreensão será irreversível, pois não é possível esquecer uma ideia tão perturbadora.

Vou lhe apresentar duas faces inseparáveis e complementares da realidade humana: o indivíduo — você, no caso — e a sociedade, na qual você vive. Essas duas entidades são movidas por mecanismos próprios. De sua recente oposição nasceram o sobrepeso e o enfraquecimento da felicidade.

O indivíduo, seu funcionamento fundamental

Tome um ser humano como exemplo; você mesma, se quiser. Muito cedo, desde os primeiros meses de vida intrauterina, no âmago das partes mais profundas e arcaicas do cérebro — o hipotálamo, que temos em comum com os répteis —, um primeiro mandamento é emitido. Se a vida fosse comparada a um programa de computador ultrassofisticado, este seria o primeiro comando fundador do programa.

O mandamento ordena: viva.

Chamo esse emissor de **Pulsar Vital**, por analogia ao coração do embrião, que começa a pulsar nesse mesmo período. O Pulsar vibra, simplesmente, de acordo com a necessidade, com o apetite pela vida, que faz com que, sem se questionar, você se levante todas as manhãs para abocanhá-la e se desenvolver. Como acontece com a fome, a sede ou o desejo sexual, a vontade de viver é movida por uma energia, um desejo, uma motivação que a anima, mais do que nunca, quando você se prepara para dar à luz.

Essa energia tão motivadora preenche naturalmente os canais em que certo número de comportamentos se exprime; comportamentos que cada um de nós conhece bem e cujo papel é, justamente, garantir a vida. Os neurobiólogos os chamam de "busca por recompensa".

Qual é o sentido e qual é o papel desse sistema de recompensa? Para mim, é uma das chaves prováveis da evolução, um mecanismo selecionado pela evolução das espécies nos primórdios da história, tão simples e eficaz que se perpetuou até nós. **Quanto mais um comportamento é útil à vida, à sua proteção e à sua perpetuação, mais é recompensado e, logo, mais é procurado e praticado por aquele que o obtém.**

Mas isso não para por aqui. Esses comportamentos favoráveis à espécie que os têm foram selecionados e integrados ao que há de mais particular na espécie, o seu DNA. O primeiro deles é movido pela necessidade de se alimentar, o que condiciona sua existência e, sem o qual, tudo pode parar. Assim como o benefício é grande, a recompensa também o é. Mas a intensidade dessa carência varia de acordo com os indivíduos. Tive a oportunidade de consultar, ainda que raramente, alguns pacientes que, mesmo sem serem anoréxicos, não sentiam qualquer necessidade de se alimentar ou faziam-no apenas por serem razoáveis e para sobreviver.

O mesmo acontece com o apetite sexual, associado ao amor, ao prazer de dar a vida e protegê-la, que oferece uma grande recompensa, pois um repúdio sexual generalizado seria o fim da espécie em questão.

Contudo, a recompensa e seus circuitos não se limitam apenas a essas duas necessidades. Minha vida profissional evoluiu ao lado de pacientes presos à necessidade exacerbada de se alimentarem. Ao acompanhá-los, descobri que tinham dificuldades em se satisfazer dentro de certo número de necessidades humanas e que compensavam tal insatisfação comendo mais alimentos de recompensa.

A vida dos primeiros homens ou dos últimos primitivos e o estudo da vida dos macacos também me guiaram na vigilância e na arqueologia das razões de viver.

Assim, ao longo do tempo, pude reunir as dez necessidades fundamentais inscritas no mecanismo humano, em seu DNA. Tais necessidades constituem a sabedoria do corpo e dos comportamentos de vida e sobrevivência. Sua satisfação é recompensada por uma vida benéfica e satisfatória. São dez necessidades, e nenhuma outra surgiu apesar de todos esses anos de pesquisa. E, a partir delas, criei minha teoria dos "Dez pilares da felicidade", que você vai encontrar na página 48.

Voltemos à estrutura de funcionamento do indivíduo. Trata-se de um ciclo que parte do Pulsar até voltar a ele.

O Pulsar Vital, como indica o nome, impulsiona uma motivação, uma vontade, um apetite, uma atração. O Pulsar é semelhante a uma mente pesquisadora, adotando o comportamento investigativo à recompensa que melhor lhe corresponder.

Nossos genes, nossa primeira infância, a cultura que nos rodeia, o lugar e o momento histórico em que vivemos, os encontros da vida fazem com que alguns desses canais nos sejam abertos e que outros se retraiam, ou mesmo que se fechem de todo. Além disso, para viver e ser biologicamente recompensado, não é necessário usar todos os canais. Basta funcionar de acordo com três ou quatro das recompensas.

Na prática, quando o comportamento de busca encontra seu alvo, a recompensa surge e se manifesta em dois níveis:

O primeiro todos nós vivemos em nosso cotidiano. Trata-se de uma sensação agradável de viver, um prazer cuja intensidade pode variar do simples contentamento até a euforia ou o deleite e a liberação de uma energia que nos faz pular de alegria e gritar de felicidade.

O segundo se situa em um nível mais profundo, estritamente biológico, e de modo inconsciente. Aqui, a recompensa se exprime por meio de uma secreção intracerebral de dois mediadores químicos, a dopamina e a serotonina. A função principal dessas duas substâncias é voltar ao Pulsar Vital, recarregá-lo e lhe devolver a energia emitida no início do circuito. Atualmente, fala-se muito desses dois mediadores químicos de recompensa para explicar as dependências e os vícios.

Em resumo, o Pulsar Vital emite uma energia que ativa os circuitos da recompensa. Estes liberam a dopamina e a serotonina, que fecham o ciclo, ao voltarem para o Pulsar Vital para recarregá-lo.

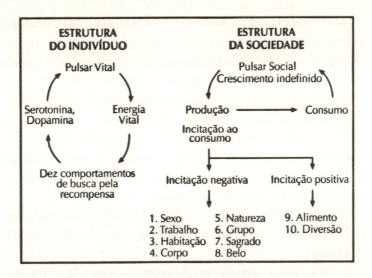

A sociedade e seu funcionamento principal

A sociedade humana é um reagrupamento de indivíduos que vivem em comunidade e cooperação. Poderia ser comparada ao corpo humano: os indivíduos seriam as células, e o funcionamento seria o corpo social.

Durante o longo período em que o homem viveu como um caçador-coletor, a sociedade humana agrupava entre cinquenta e duzentas pessoas. As sociedades que surgiram com o processo de civilização aumentaram progressivamente, até atingir centenas de milhões de pessoas.

Se o modelo de funcionamento da sociedade é menos evidente que o do indivíduo, ao menos é regido por regras análogas. Vejamos, por exemplo:

Tal como ocorre com o indivíduo, a sociedade é movida por seu próprio Pulsar. A diferença é que o **Pulsar Social** não está atado ao DNA e pode evoluir. Foi o que aconteceu em 1944, quando uma revolução cultural instaurou um Pulsar radicalmente novo. Essa mudança se traduz em um novo modelo de civilização que alterou profundamente tanto a sociedade quanto a vida e o desenvolvimento de seus membros.

No ano de 1944, perto do fim da guerra, os países aliados arruinados se reuniram, graças a um convite americano, em um pequeno vilarejo em New Hampshire, Bretton Woods, para instaurar um novo modelo de sociedade, capaz de reconstruir sua economia.

Foi nesse contexto de reconstrução que nasceu o conceito de "crescimento indefinido". As provações da guerra e as proezas da tecnologia criaram uma poderosa aspiração à prosperidade e à felicidade. Com essa esperança, nasceu o conceito de crescimento permanente, que a partir de então se tornou o fundamento de nossas sociedades, o equivalente ao Pulsar Vital do indivíduo.

Se o primeiro mandamento do Pulsar Vital do indivíduo é "viva", o da sociedade é "cresça indefinidamente e cada vez mais a cada ano que passa".

Uma sociedade em crescimento é uma sociedade que cria mais riquezas, bens, objetos e serviços que no ano precedente. No entanto, para se produzir cada vez mais, deve-se, como aval, possuir consumidores para absorver o excesso de produção.

Esse modelo totalmente novo se impõe sob o nome de sociedade de consumo.

Como as necessidades fundamentais humanas não estavam sendo satisfeitas, o consumo foi considerado uma bênção. Assim, foram desenvolvidos elevadores, veículos, medicamentos, meios de comunicação e iniciou-se a erradicação progressiva do esforço físico intenso.

Quando essas necessidades fundamentais foram satisfeitas, outros produtos de conforto apareceram, como aparelhos eletrodomésticos, máquinas de lavar roupa, louça e tantos outros que também foram bem recebidos.

Até o momento em que o consumidor satisfeito começou a respirar, aproximando-se do excesso; assim, passou a ameaçar interromper o sistema.

Para manter o consumo (a famosa "demanda das casas e famílias"), a sociedade, tendo recorrido à máquina de produção, desenvolveu dois tipos de incitações que demandam ainda mais do consumidor.

Uma dessas incitações é positiva e se inscreve no registro clássico da sedução cosmética do produto de consumo. O marketing, a embalagem, a publicidade, o "visto na televisão" se unem e se reforçam para promover o ato de compra dito por impulso.

A outra é negativa e profundamente imoral, uma vez que não visa menos que afastar o indivíduo da satisfação das dez necessidades fundamentais mais naturais e humanas, com o objetivo de orientá-lo à necessidade de consumo.

Por quê?

Entre essas dez necessidades naturais, oito são gratuitas. Considere a imensa necessidade sexual no sentido mais amplo, que inclui o amor e a família. Amar sua mulher, sua mãe ou seus filhos é algo simples, natural, poderoso, mas não se consome. E os produtores recorrem a tudo que possa desacreditar essas necessidades fundamentais.

Entre essas dez necessidades, duas são, ao mesmo tempo, naturais e pagas: a necessidade de se alimentar e a necessidade do lúdico e da diversão.

A comida é muito bem vendida, ainda mais quando sensorial e transformada em vício por seu teor de alimentos processados.

O lúdico e a diversão são outra necessidade profundamente humana. A alegria de brincar, de rir, de dançar, de cantar com outros seres humanos. A necessidade do lúdico foi desviada de sua função principal para se tornar um objeto de consumo. Tornou-se algo solitário e passivo, abandonado às telas de televisão, aos jogos eletrônicos, a espetáculos *on demand*. Tudo isso se vende muito bem.

Há cinquenta anos, o coração do reator humano começou a se desgastar de maneira progressiva e silenciosa. Foram necessárias décadas para que se esquecesse o cheiro das árvores, para erradicar o esforço físico, para isolar o belo nos museus a quatro paredes, para afogar a espiritualidade e o sagrado em um mar de matéria, para restringir o gosto e o prazer advindos do trabalho a uma elite feliz, para fazer com que a necessidade ardente de se pertencer a um grupo se transformasse em um individualismo de consumidor com gosto formatado.

Poderíamos imaginar quem está por trás desse profundo atentado ao ser humano. Existiria, em algum lugar, um homem, um conselho sedicioso responsável por tal política?

Não, esse desvio mostra apenas a evolução estrutural do homem no mundo. Diante da complexidade e do gigantismo de um mundo superpopuloso, em que a expectativa de vida dobrou, uma nova sociedade nasceu e ultrapassou o indivíduo, administrando sua massificação.

Essa nova sociedade não pode sobreviver senão com o apoio da economia e da tecnologia. Desse modo, a engrenagem da sociedade transmite tal estratégia automaticamente a todas as suas peças, ou seja, a todos aqueles que decidem e são responsáveis por essa mesma sociedade.

A primeira peça é a dos produtores, que, automaticamente, faz funcionar a dos políticos, dos economistas, dos financiadores, dos publicitários, das mídias, dos chefes, dos assalariados, dos aposentados e dos sindicatos, e até mesmo dos desempregados beneficiados pelo seguro.

Inevitavelmente, essa evolução se opera às custas da própria vida humana, pois cria um modo de vida extraordinariamente rico e estimulante, mas artificial e frio. A evolução também se aplica à substituição de satisfações naturais, densas e profundas por satisfações artificiais, efêmeras e superficiais. Para manter a expectativa do consumidor, é preciso surpreendê-lo constantemente, cada vez mais rápido e de maneira mais e mais intensa, inovando sem parar, zapeando entre o descartável e uma fuga iminente.

Nessa engrenagem, o indivíduo acompanha o movimento do grupo, mas encontra sempre uma grande dificuldade. As novas satisfações, advindas do consumo, que o atraem e o fascinam, são bastante reais e lhe dão um prazer superficial. O problema é que tais satisfações não são reconhecidas por seu centro de recompensa, programado na época em que as satisfações em questão não existiam. De fato, elas não podem com isso produzir a secreção de serotonina e dopamina, responsáveis pela vontade de viver.

Quando essa restrição de serotonina e a falta da vontade de viver persistem ou se intensificam, as satisfações superficiais podem se tornar os únicos limites de satisfação mínima, abaixo dos quais está o oposto da felicidade, a depressão.

O sofrimento latente busca automaticamente abrandar, solicitando as duas únicas necessidades naturais "autorizadas pela sociedade de consumo", imediatas e facilmente disponíveis: a comida e as telas. Muitos alimentos ricos em carboidratos invasivos e uma imobilidade diante das telas engordam e alimentam a crise do sobrepeso. O desvio é ainda mais difícil de ser combatido quando ninguém intervém na sociedade de consumo, nem quer iniciar ou vencer essa guerra.

Em resumo, o Pulsar Social impulsiona a energia que move a produção e seus meios de escravização. O consumidor subjugado e escravizado consome. Seu consumo completa o ciclo e volta ao Pulsar Social para recarregá-lo. É assim que, em certa medida, desde os anos 1950, as sociedades desenvolvidas crescem mais e mais a cada ano e geram ainda mais sobrepeso.

Essas duas estruturas, a do indivíduo e a da sociedade, poderiam muito bem trabalhar juntas. No entanto, o ponto de ruptura fundamental, que peço que você guarde na memória, é que cada ser humano, como você e eu, possui dois cérebros: um antigo e um novo. O novo cérebro produz e gera o consciente, a cultura, a tecnologia e o progresso; foi ele quem imaginou e concebeu o mundo do consumo. O antigo cérebro garante o funcionamento do corpo, suas emoções, seu prazer e, acima de tudo, a sobrevivência. Tal sobrevivência depende, essencialmente, da vontade de viver; esta, por sua vez, depende da secreção de dopamina e serotonina, controlada pelo sistema de recompensa.

Eu gostaria, agora, de lhe apresentar estas dez grandes necessidades.

Se as necessidades naturais possuem concorrentes tão poderosos quanto as necessidades artificiais de consumo, nosso antigo cérebro não as reconhece como recompensáveis. É aqui que se situa o problema.

Por isso é importante reconhecer tais necessidades, para protegê-las e reconquistar o que deixamos para trás.

Os dez pilares da felicidade

Como já narrei para você, elaborei esta teoria ao longo da minha vida profissional. A maior parte dos meus pacientes, que me consultaram para emagrecer, me relatava um sofrimento por engordar e, ao mesmo tempo, continuava comendo de maneira a prolongar tal sofrimento.

Evidentemente, esses homens e mulheres que comem dessa forma — e, muitas vezes, sem se dar conta do quanto comem — fazem-no para abrandar um sofrimento percebido e vivido por seu antigo cérebro, ou seja, de modo inconsciente.

A observação do mundo animal mostra que, diante de uma ameaça, um fator de estresse ou sofrimento, o animal luta para fazê-los cessar ou foge, para se afastar deles. Quando não consegue combater ou fugir, quando vive um sofrimento ou uma dor, dispõe de uma terceira solução: criar prazer para neutralizar o desprazer.

Os psicólogos tentam explicar o sobrepeso como uma vulnerabilidade individual ligada à infância ou a tormentos sofridos muito cedo na vida. Esse argumento é perfeitamente admissível para se compreender o papel de uma história individual. No entanto, 26 milhões de pessoas com sobrepeso, entre as quais 7 milhões são obesas, não podem, todas, advir de uma infância complicada. Apenas um problema social, ou mesmo de civilização, poderia explicar a calamidade.

Interrogando meus pacientes mais afetados pelo sobrepeso, **sempre** descobri um sofrimento, nem sempre consciente ou percebido, mas reconhecível graças a uma vulnerabilidade e uma hipersensibilidade ao estresse e às dificuldades da vida.

Para entender a origem de tal sofrimento, eu investigava suas histórias pessoais, eventos ou carências de múltiplas causas. Frequentemente, tratava-se de dificuldades afetivas, familiares, separações. Mas eu também sempre encontrava problemas profissionais, uma dificuldade de se contentar com o próprio trabalho. Muitas vezes, também, um grande sedentarismo, um corpo ausente, um isolamento, uma secura espiritual, uma perda de confiança, uma redução da autoestima, às vezes uma frigidez, um humor depressivo.

Com o tempo e a confiança dos meus pacientes, pude traçar as múltiplas origens desse sofrimento. Ao fazê-lo, detectei, uma a uma, as necessidades cuja insatisfação buscava apaziguamento e compensação em alimentos de gratificação.

A primeira e a mais frequente dessas necessidades malsatisfeitas era a sexualidade, em seu sentido mais estrito, que inclui o amor e a família. Os problemas conjugais, divórcios, o afastamento dos filhos, a solidão afetiva, a ausência de relações sexuais. Inúmeros pacientes que me consultaram para resolver problemas de sobrepeso ou obesidade me indicaram que engordaram no momento em que tiveram dificuldades afetivas. Ao mesmo tempo, conseguiram emagrecer e estabilizaram o peso com ainda mais facilidade quando tais dificuldades se atenuaram.

Evidentemente, a sexualidade, o amor e a família representavam uma imensa necessidade, cuja insatisfação parcial ou total gerava profundo sofrimento. Por esse motivo, identifiquei o primeiro campo da satisfação e o pilar básico da felicidade.

Pensei em meu **segundo pilar** quando, graças às minhas consultas, conheci pacientes que tinham engordado muito depois de terem sofrido problemas ligados à vida profissional, a uma dificuldade de se realizarem em seu trabalho. Podiam ser problemas que se seguiam a um licenciamento ou ao desemprego, o que era encarado como uma humilhação. Eu também via pacientes desorientados depois da aposentadoria, com uma sensação de inutilidade e tédio. Mas, com ainda mais frequência, eu me deparava com mulheres e homens que trabalhavam sem alegria, sem criatividade, sem responsabilidade, sem relação com outros seres humanos, em um trabalho puramente "alimentar", combinado a longos intervalos de tempo dentro de algum meio de transporte. De modo claro, tais agressões me mostravam um segundo campo de dificuldade: a alegria no trabalho e a posição que se ocupa na sociedade. Assim, estabeleci meu segundo pilar.

Quando atingem um alto nível, a excelência e a competência profissionais podem se tornar tão predominantes que prejudicam o brilho e o acesso a outras fontes de satisfação. Conheci diversos donos de empresas riquíssimas, poderosas e prestigiadas, mas a quem faltava o essencial: a felicidade, pura e simplesmente. Um único acesso, um único recurso, uma única porta aberta em direção à felicidade, por mais importante que seja, não é suficiente.

Além disso, os acasos da vida influenciavam da mesma forma que a sexualidade: qualquer melhoria na vida profissional tinha alguma repercussão na redução da compulsão alimentar.

O terceiro pilar foi uma surpresa para mim. Ainda ao longo das minhas consultas, descobri o impacto da habitação no equilíbrio e na satisfação dos meus pacientes. A busca por um lugar seguro e caloroso, onde seja possível se sentir em casa, um lugar que possa ser decorado a seu modo, um lugar privilegiado onde possam ser reunidos aqueles que mais amamos, um lugar de paz, de sossego.

Constatei que os problemas de habitação eram tudo, menos negligenciáveis. A distância até o trabalho, a insegurança, o mal-estar das cidades, a feiura dos prédios, o afastamento da natureza, o preço exorbitante do metro quadrado, que restringe o espaço vital: tudo isso repercutia na qualidade de vida. Até que os lugares mais reconfortantes da habitação passaram a ser a geladeira, a despensa da cozinha, a tela da televisão: uma mistura com forte efeito sobre o peso.

No entanto, como nos dois outros pilares, eu constatava que uma mudança de decoração, um novo lar, com vizinhos receptivos e acolhedores, um lugar mais humano e mais espaçoso podiam modificar o rumo das coisas e tornar tudo mais agradável. A habitação se torna, assim, meu terceiro pilar, o equivalente ao território em que os animais se defendem dos perigos da vida.

Não sou psicólogo, nunca fui gordo ou obeso, mas fui criado por mulheres que me dotaram de grande sensibilidade e de forte empatia. Além disso, sou profundamente feliz por ser médico. Penso que meus pacientes percebem isso e me falam sem inibição sobre suas emoções, suas dificuldades e, ainda mais, sobre seus sofrimentos.

Quando os recebo pela primeira vez, eles me falam, principalmente, do sofrimento que seu sobrepeso lhes causa. Durante muito tempo fiquei consternado com o abismo existente entre o sobrepeso em si e a repercussão subjetiva que esse sobrepeso provoca.

Com o tempo e a experiência adquirida a partir desses mecanismos, comecei a distinguir, por trás de tudo isso, outro sofrimento subjacente e que existia bem antes da crise do sobrepeso. Esse sofrimento primário se revelava graças à maneira de se alimentar e engordar de meus pacientes.

"Eu sofro e como para encontrar algo de prazeroso e positivo, mesmo com o meu sofrimento e com o que há de negativo, assim consigo me manter de pé."

É, *grosso modo*, o que ouvia nas minhas consultas com meus pacientes.

No entanto, se o fato de emagrecer atenuava automaticamente o sofrimento ligado ao ganho de peso, a questão era entender qual era o sofrimento original, o primeiro sofrimento. E, acima de tudo, se existia um ponto em comum entre esses sofrimentos individuais diversos.

Como a epidemia planetária do sobrepeso apareceu ao mesmo tempo que a sociedade de consumo, era difícil não interpretá-la como consequência de um modo de vida diametralmente oposto às diretrizes de nossos genes e tão afastado de nossa natureza.

Todos esses testemunhos mostravam que tal afastamento era maléfico e levava todos aqueles que dele sofriam a procurar paz ou refúgio em outras fontes naturais de satisfação. Por exemplo, o alimento, motivo por que vinham se consultar comigo. Médico e nutricionista, eu tinha a sorte de ocupar a posição de testemunha privilegiada dos meus pacientes, fazendo com que tanto a proximidade afetiva quanto a confiança que me atribuíam me permitissem continuar pesquisando sobre suas necessidades fundamentais.

Eu estava certo de que o alimento era uma necessidade vital para o indivíduo. E que o mesmo acontecia com a vida sexual e familiar. Que a posição em nossa sociedade, assim como a vida profissional, tinha sua participação na autorrealização e na autoestima. E, também, que a necessidade de se viver em um lugar seguro e caloroso era imprescindível.

Descobri **três** necessidades fundamentais e continuei minhas investigações com paixão, pois entendia que a pesquisa ultrapassava os limites da nutrição e se tornava um projeto de compreensão das razões de existir do ser humano por um novo prisma.

Meu quarto pilar é a necessidade de diversão.

O interesse profundo pelo homem primitivo e pela etologia animal sempre foi uma constante em minha vida. Tendo passado da filosofia à medicina, sempre fui habitado por uma interrogação sobre a origem do homem. Ainda jovem estudante, tive a audácia de entrar em contato com o futuro Prêmio Nobel de Etologia, Konrad Lorenz. Era um homem que me contava coisas fascinantes. Ao lê-lo, aprendi que a grande maioria dos animais sociais é dotada da "necessidade de se divertir".

Nos jogos do mundo animal, ele via o fundamento das relações de um grupo e, sobretudo, a alegria e a facilidade de aprender. Quem já viu filhotes de leão brincando entende que, assim, estabelecem laços e, com seus arranhões e mordidas, já bem cedo adquirem os gestos e as posturas de combate: estão aprendendo a matar. Por ser assim, tão universal, essa necessidade deve desempenhar uma profunda função.

Paralelamente aos meus estudos de medicina, fiquei fascinado com as aulas de antropologia de Leroi-Gourhan e as aulas de etnologia de Claude Lévi-Strauss. Os dois me fizeram entender que o primeiro homem é o que carrega o humano em seu frescor original e que observá-lo faz com que possamos distinguir suas verdadeiras necessidades.

O trabalho dos etnólogos e dos antropólogos me confirmou que a necessidade animal de brincar e de se divertir atingiu seu apogeu graças ao homem. Entre os inuítes, à noite em seus iglus, todos ao redor do fogo durante horas, brinca-se, mima-se, implica-se gentilmente, enquanto piadas são contadas. "Sempre contamos as mesmas histórias, que nos divertem todas as noites, a vez em que um primo escorregou no gelo ou deixou a foca do ano escapar!"

Essa necessidade de brincar e de se divertir, eu a percebia também no desenrolar das confidências dos meus pacientes. Todos sabemos que somos solicitados por tal necessidade, mas o modelo de consumismo banaliza e incessantemente torna antiquado tudo o que é simples e gratuito: o jogo de amarelinha das crianças, os jogos de cartas, os bailes em que todos dançavam juntos.

Hoje, para a maioria, essa grande necessidade de brincar e de se divertir foi confiscada pelo espetáculo passivo e solitário das telas de televisão, das séries ou dos jogos eletrônicos, que nada criam, nada ensinam e nada valorizam em ninguém.

A ausência de jogos humanos gera uma frustração menos óbvia que a ausência de sexo ou de comida, mas o jogo, o riso, a alegria e a diversão criam intervalos suspensos em que a ansiedade e o estresse do cotidiano desaparecem progressivamente. Para Pascal, a diversão é um dos melhores estratagemas da evolução para fazer com que o homem esqueça que sua vida terá um fim. "Um rei sem diversão é mais infeliz que qualquer um de seus súditos que brinca e se diverte." Muitas vezes pude constatar que o mesmo acontecia com meus pacientes: o tédio dá fome.

O quinto pilar: pertencimento a um grupo.

Mais uma vez, os homens primitivos e os grandes primatas me orientaram para a percepção dessa necessidade, que foi engolida pela maré humana de nossas sociedades atuais.

Aqui, também, é preciso entender que, para ser aceito no santuário genético de uma espécie, uma necessidade deve provar sua importância para a sobrevivência dessa espécie e a de seus membros.

É o caso da necessidade de pertencimento a um grupo, algo que caracteriza todas as sociedades de animais sociais. O impressionante é que cada grupo possui uma proporção áurea que estabelece o número ideal de membros em função do conjunto de características de sua anatomia, de seu território de existência, de suas necessidades nutricionais. Uma alcateia de lobos carnívoros que caçam juntos deve ser mais numerosa que um pequeno grupo de gorilas, cujo tamanho os torna inatacáveis e os quais se alimentam apenas de bambu. No entanto, qualquer que seja seu tamanho e seu número, todos os animais sociais precisam sentir que pertencem a um grupo.

No que diz respeito aos chimpanzés, Jane Goodall, que viveu durante muito tempo com esses animais, mostrou que essa necessidade era absolutamente vital. Todo chimpanzé rejeitado de seu grupo está condenado à morte. Poderá morrer em seu corpo físico pelos dentes de um predador, sobretudo em seu estado mental, pura e simplesmente pelo trauma de ter sido excluído do grupo, como uma célula ou um órgão expelido do corpo.

Contudo, de todos os animais, o ser humano é o que mais tem necessidade de seu grupo. O homem não tem garras ou presas para garantir sua defesa ou sua predação. Desde o abandono das árvores e das frutas, o homem sobreviveu durante milhões de anos graças à cooperação dentro do grupo. Isso mostra o quanto essa necessidade é, ao mesmo tempo, imperativa e — graças a isso — poderosamente recompensada.

Mas atualmente a necessidade do coletivo, do outro e dos outros é frustrada pelo gigantismo das novas sociedades, pelo número de desconhecidos, pelo desaparecimento do familiar e da cidade, pelo medo, pela cultura do individualismo.

Aqui também, como para a maior parte das outras necessidades humanas, constata-se que a inteligência do homem, o acúmulo de seu conhecimento e a transmissão do mesmo, bem como seu progresso e sua cultura, poderiam tornar obsoleta essa necessidade animal de pertencer a um grupo.

Mesmo que fosse o caso, mesmo que não tivéssemos mais necessidade de um grupo para nos alimentar ou nos defender ou nos divertir, continuaríamos tendo necessidade de obter a satisfação — ainda que ela se tornasse inútil — vinda da sensação de pertencer a um grupo. Quando não conseguimos obtê-la, nos privamos de uma recompensa que só pode ser fornecida por nosso cérebro. Sem satisfazer essa condição, nos privamos do intenso prazer dos laços e da familiaridade, do complemento de serotonina e dopamina que alimentam a vontade e a necessidade de viver.

Felizmente, existem homens e mulheres que se realizam e se expressam nesse fundamento da humanidade que é o grupo. Para eles, a simples necessidade prática e utilitária dos outros dá lugar à grande oportunidade do prazer em ajudar; primeiro, o círculo dos mais próximos e, rapidamente, os outros, quando tal experiência mostra que essa pode ser uma grande fonte de felicidade.

No entanto, muitos de meus pacientes, dentro dessa nova humanidade, não experimentam o pertencimento ao grupo senão através de modas ou palavras de ordem que compõem o grupo anônimo de consumidores. Alguns conseguem escapar da marginalização afirmando sua humanidade em associações humanitárias ou de caridade, ecológicas e políticas, conseguindo assim criar a possibilidade de satisfação.

Aqueles que não conseguem são privados dessa poderosa experiência. A carência, tantas vezes inconsciente, busca compensação em outras fontes de satisfação naturais, das quais a mais simples e a mais poderosa é o alimento.

O sexto pilar: a necessidade de usar o corpo.

Essa é, ao mesmo tempo, a mais óbvia e, de maneira surpreendente, a menos compreendida e explorada das necessidades humanas. Descobri todo o seu esplendor quando li *Spark*, um livro escrito pelo prof. J.J. Ratey, um psiquiatra norte-americano que faz um balanço aprofundado da relação entre a atividade física e a cerebral.

Ratey e outros pesquisadores revelaram ao grande público e, mais ainda, ao corpo médico, a extensão das descobertas sobre as ligações orgânicas entre a atividade física e a depressão, a gestão do estresse, a hiperatividade e os acessos de pânico generalizados.

Ouve-se e repete-se incessantemente, como se fosse algo muito óbvio, que a atividade física é "boa" para a saúde. Na verdade, ela não é simplesmente boa, mas indispensável, e nem sempre pelas razões habitualmente evocadas.

Para entender o fundamento e os motivos dessa necessidade, é preciso recapitular um pouco. O animal se diferencia do vegetal, pois, não tendo raízes ou folhas, precisa se deslocar para se alimentar e se reproduzir. Mas, para que essa atividade seja eficaz, é necessário um cérebro que a guie e a oriente.

Os neurocientistas descobriram e provaram recentemente que a atividade física, tanto para o animal quanto para o homem, provoca a liberação de serotonina. A prova disso foi fornecida graças a estudos efetuados em grupos de pacientes afetados por uma depressão severa. Tais estudos compararam a ação de um antidepressivo importante, o cloridrato de sertralina, e a atividade física. Os resultados mostraram incomparável eficácia.

Atualmente, inúmeros médicos o sabem, mas o público continua ausente em seu papel de queimador de calorias na luta contra o sobrepeso.

Mas o que é ainda menos conhecido e o que mais fascina os neurocientistas é o fato de que a atividade física, além da serotonina, também libera a BNDF. Trata-se de um fator de crescimento que protege os neurônios, freando a debilidade crônica e, graças a isso, também protegendo a memória.

Porém, há ainda mais. Um dos dogmas da neurologia mais cristalizados do século XX afirmava que se vinha ao mundo com um número definido de neurônios e que, a partir do fim da primeira infância, eles eram perdidos dia após dia, sem a menor esperança de serem renovados. Em 1998, tal dogma foi desmentido, quando se descobriu, por acaso, que certas partes do cérebro podiam originar novas células nervosas, a partir de células estaminais. O importante disso é que tal renascimento dos neurônios era controlado pela BNDF e que a atividade física estimula sua secreção. Isso representa grande esperança em retardar ou atenuar doenças degenerativas do cérebro, como o mal de Alzheimer ou de Parkinson. Contudo, em um patamar bastante diferente, bem longe de doenças tão pesadas, saiba que um único exercício de trinta minutos de *jogging* ou uma hora de caminhada não apenas melhorarão seu humor, mas também sua acuidade intelectual.

Por todos esses motivos, o ato de mobilizar o corpo entrou, para mim, no santuário das necessidades fundamentais em que se obtém grande satisfação, conquistando seu espaço na fórmula da felicidade.

Ora, a maioria dos pacientes que me consultava por sua obesidade, seu sobrepeso ou seu diabetes era profundamente sedentária. Tal sedentarismo é parte integrante do novo modelo de vida no qual uma em cada duas patentes de invenção no mundo leva a uma economia de tempo ou a uma redução da atividade física.

A generalização e a frequente dependência dos "robôs que poupam esforços" subentendem que a modernidade e o progresso técnico tornam a atividade física inútil e a relegam ao status de obrigação ou de calvário. Mas o que se constata a cada dia é que, quando vivemos com uma atividade física reduzida, nós nos privamos de um acesso garantido e irrecusável à satisfação plena.

O sétimo pilar também é uma necessidade tão simples e óbvia que levei um tempo para notá-la. Trata-se, simplesmente, de uma necessidade de se reintegrar à natureza. De fato, é até redundante dizer que o homem precisa da natureza, pois ele é, pura e simplesmente, um elemento dela. E sem precisar recorrer a um discurso moral ou filosófico, o imaginário cerebral prova que a imersão na natureza, a caminhada em uma floresta ou perto do oceano, ou, ainda, a proximidade dos animais ou das plantas, tudo isso ativa os circuitos de recompensa.

A negligência a esse berço inegável da vida vem do fato de que acabamos aceitando que o urbano tem mais valor e utilidade que essa natureza, que nada nos oferece de imediatamente perceptível e concreto.[7]

Em 2012, a OCDE estimou que 70% da população mundial seria urbana em 2050.[8]

No entanto, aqui também existe um divórcio entre o que diz a cultura e o que diz a natureza. As árvores, as folhas, as flores, os bosques e as florestas, os cheiros, as cores, o céu e suas nuvens, as tempestades e seus ventos, o mar, suas ondas e seus vapores, a terra, a areia, os rios e os animais selvagens nos fascinam, pois somos programados para sentir seu perfume, para ouvi-los e vê-los. Cada uma dessas solicitações, cada uma dessas mensagens é reconhecida pelo nosso antigo cérebro instintivo como um sinal de pertencimento e adesão à vida. E cada um deles é percebido e recompensado, nos dando segurança e nos ajudando a viver.

Evidentemente, disto fiz minha sétima necessidade.

E o que resta disto? René Char me escreveu um dia: "Em nossos jardins, dormem florestas." Para a maioria das pessoas, ter um jardim se tornou um luxo. Mas o simples fato de se colocar flores na janela, o cuidado com suas folhas e com sua exposição ao sol mostra que a ligação não foi totalmente rompida para todos.

Um animal de estimação é outro sinal dessa necessidade de natureza. Uma praia superpopulosa e desfigurada durante o verão, mas que ainda é um pedacinho de natureza, ou um jardim para as crianças, a caça para os caçadores, a equitação para os mais abastados, alguns cães ou pequenas agriculturas.

Tudo isso ainda tem o temível inconveniente de ser gratuito e não incita nossos produtores a nos deixarem encontrar na natureza nossa

---

7. Em 1960, 33,6% da população mundial era urbana. Em 2014, passou a 53,4%. Fonte: Banco Mundial (http://databank.banquemondiale.org/data/reports.aspx?source=2&country=&series=SP.URB.TOTL.IN.ZS&period=).
8. http://www.oecd.org/fr/env/indicateurs-modelisation-perspectives/49884240.pdf

felicidade. Mas como poderíamos ser felizes quando recusamos nosso meio natural, nossa origem e nossa condição animal? O fato de termos uma consciência não nos torna extraterrestres. Muito pelo contrário, essa consciência e a ciência que dela se origina nos provam, atualmente, que existir na natureza é o meio mais simples de obter satisfação plena e vontade de viver.

O reconfortante é que essa é uma necessidade que pode facilmente ser reconquistada, reanimada e ainda mais amplificada se aliarmos a satisfação à necessidade de atividade física. É tão simples correr ou caminhar na floresta ou descalço pela areia firme, adotar animais de estimação, cavalos para montar, cachorros que nos protegem e gatos que tanto admiramos.

O oitavo e o nono pilares são especificamente humanos.

Se você estiver me acompanhando, vai constatar que todas as necessidades que apresentei até agora e que concernem ao homem são compartilhadas pelos animais. Assim como nós, os animais precisam se alimentar, se reproduzir, se mover como quiserem em uma natureza da qual são parte integrante, viver dentro de um grupo e garantir sua posição nele, se divertir e ter segurança em seu território.

Agora eu gostaria de lhe apresentar as duas últimas necessidades, que são próprias do homem e que se manifestam apenas para ele: a necessidade do sagrado e do belo.

O oitavo pilar é a necessidade do sagrado e da transcendência.

Se essa necessidade é especificamente humana, a busca pelo sagrado já estava presente no homem que nos precedeu, o homem de Neandertal. Sabe-se que esse homem já enterrava seus mortos depois de tê-los adornado e de colocar ao lado deles objetos estimados. Para os especialistas em pré-história, esse simples fato basta para afirmar a presença do sagrado, pois tal tipo de sepultamento é testemunha de uma espiritualidade que recusa a morte total e não deseja senão ver nela uma simples passagem para outra vida.

Em nossa espécie, por mais que se procure, nenhum povo, sociedade ou civilização jamais viveu sem dobrar os joelhos ao olhar para o céu. Cada sociedade o exprime à sua maneira: totens, magia, culto aos anciãos, fascinação pelas forças, adoração aos deuses, aos poderes, busca do absoluto, violência dos mitos.

Por que essa unanimidade?

Entre o último dos macacos e o primeiro dos homens, um momento crucial foi o da aparição de uma consciência reflexiva. Pela primeira vez desde o surgimento da vida, um ser vivo se percebia vivo. Não apenas a simples consciência de existir e de agir que outros animais superiores também possuíam, mas a consciência de tal consciência. Um evento sem precedentes na evolução da vida, mas que também abria as portas para uma descoberta atemorizante. O homem descobria que não podia evitar a morte. Essa revelação representava uma ameaça absoluta para essa nova e frágil espécie. Como viver com a certeza de uma morte anunciada sem morrer a cada dia?

Pascal cristalizou esse temor diante da morte em uma famosa passagem: "Imagine-se certo número de homens acorrentados e todos condenados à morte. Todos os dias, alguns deles são degolados à vista dos outros, e os que restam veem a sua própria condição e a de seus companheiros, e, olhando-se uns aos outros com angústia e desespero, aguardam sua vez. Essa é a imagem da condição humana."

Como sempre, a evolução escolheu a vida e encontrou uma maneira de proteger essa espécie tão promissora. Entre os primeiros seres humanos conscientes, a evolução selecionou aqueles cuja ferramenta cerebral possuía a aptidão irracional e invisível capaz de neutralizar a ansiedade amedrontadora do desaparecimento. Provavelmente, foi assim que a aspiração ao sagrado se inscreveu em nosso DNA e que o fato de satisfazê-la passou a proteger a vida. Sabe-se que a oração, a meditação e a fé são produtoras de serotonina e dopamina. A necessidade de acreditar em alguma coisa maior nos ajuda a viver. Assim, o sagrado atravessou todas as culturas, todos os tempos e lugares, sem jamais esmorecer.

No entanto, pela primeira vez desde nossas origens, em algumas gerações, a exigência do sagrado se enfraqueceu diante dos assaltos do progresso, da ciência e das tecnologias. Para muitas pessoas, a espiritualidade se dissipou, e os ídolos do consumo tomaram o lugar do divino.

Bem compreendido e associado a um grande poder tranquilizador e, para alguns, a uma alegria quase celestial, eis meu oitavo pilar da felicidade.

Chegamos, enfim, **ao nono pilar**: a necessidade do belo, seu imenso poder de nos maravilhar e de nos tocar esteticamente.

Como explicar a aparição dessa necessidade de que nenhum outro animal desfruta? Como explicar a instauração desse atributo imaterial e, aparentemente, de profunda inutilidade? Para que serve o belo? Por que ele, tal como a necessidade do sagrado, também se inscreveu em nosso programa de vida?

Pelas mesmas razões, justamente. Quando a necessidade do sagrado entrou no programa humano, o homem quis se dirigir ao invisível. Mas para poder se relacionar aos seus deuses ou ao seu criador, a linguagem do cotidiano e do profano não convinha e poderia parecer desrespeitosa.

Desse modo, para se distinguir do profano, nasceu uma outra linguagem: a arte, a fabulosa pintura das cavernas, Lascaux, Altamira, os totens, as máscaras sagradas, os objetos gravados, as esculturas, as músicas religiosas, os hieróglifos, as decorações de templos, de igrejas, as catedrais, os retábulos. A arte é a face motora do belo, o privilégio dos criadores, mas a emoção estética pertence a todos os homens. É a razão pela qual o belo sempre foi religioso e anônimo.

No Renascimento italiano, secularizou-se a arte e viram-se os primeiros artistas assinando suas obras. Eles o faziam para entrar no que, mais tarde, se tornaria o mercado da arte. Foram as premissas da sociedade de consumo que viram o belo, em concorrência com o utilitário, transformar-se em mercadoria e ceder lugar à extravagância, ao escândalo, à provocação. Marcel Duchamp provavelmente encarnou o momento crítico de sua época, conseguindo introduzir nos museus um mictório de porcelana virado de ponta-cabeça, ao qual se contentou em chamar *Fonte*.

Também aqui encontramos as mesmas forças convergindo para desviar o indivíduo de suas satisfações naturais e gratuitas em detrimento de satisfações que sustentam a economia.

O belo não é belo por si só; ele o é porque o cérebro humano foi programado para reconhecer seus sinais e recompensá-los, assim como ocorre com as outras oito necessidades que acabei de apresentar. A emoção estética, na superfície, gera intensa sensação de prazer e, mais profundamente, uma descarga de serotonina e dopamina que, por sua vez, recarrega a vontade de viver. Sem dúvida a necessidade do belo é meu nono e penúltimo pilar da felicidade.

O décimo pilar de minha teoria é o mesmo que originou esta pesquisa "arqueológica". Ele reagrupa tudo o que vem do alimentar, do que se leva à boca, da oralidade.

Sem tal poderosa e perpétua solicitação, a vida se acaba em algumas semanas. O prazer e a recompensa fornecidos estão à altura desse risco.

Aqui, a cultura do consumo se apropriou dessa necessidade fundamentalmente humana para explorá-la e comercializá-la sem limites. Desse modo, tal cultura usou exatamente o oposto da atitude de contenção reservada às demais necessidades, multiplicou-a e industrializou-a ainda mais, concentrando e aguçando sua mensagem sensorial até torná-la um vício.

Existe outra necessidade humana que, da mesma maneira, foi interceptada e ficou sujeita à sua função econômica e rentável: a necessidade do lúdico. A necessidade de brincar e de se divertir passou, assim como a necessidade de comer, a um status de vício, de diversão diante de uma tela. A TV e a invasão dos canais e dos jogos eletrônicos cada vez mais viciantes, a internet e os aparelhos conectados — os quais, estima-se, ainda não mostraram toda a sua potência.

Quis levar você ao âmago dessa mecânica, pois praticamente a vi nascer — nasci ao mesmo tempo que a crise do sobrepeso — e a vi operar na prática da minha vida como médico nutricionista.

Para resumir esse desenvolvimento de maneira clara e simples, eu diria que a entrada no modelo consumista modificou profundamente o modo de funcionamento do indivíduo humano. A pressão demográfica e a escolha pelo crescimento indefinido, assistidas pelo aceleramento das tecnologias, impuseram ao indivíduo o sofrido status de consumidor. Nesse sentido, tudo foi feito para que se enfraquecessem as satisfações naturais, primárias e gratuitas, em proveito das pagas, entregues pelo alimento e pela diversão.

Essa nova equação, que contraria o humano e o natural, gera sofrimento. O homem busca automaticamente atenuar tal sofrimento, apegando-se ao que continua acessível "nas lojas", a satisfação gerada pelos alimentos e pelas telas. Essa redução dos campos de satisfação se torna uma demanda compulsiva que obriga o homem atual a se alimentar demais e mal, sem se mexer. Eis como, em pouco menos de duas gerações, instituiu-se uma máquina de produzir sobrepeso, obesidade e diabetes.

Atualmente, quando interrogo um novo paciente com sobrepeso ou obeso, sistematicamente faço a ele certo número de perguntas que exploram cada uma de suas propensões naturais à satisfação. Quase sempre constato que seu sobrepeso se desenvolveu graças à eliminação de um grande número desses vetores de felicidade.

E quanto maior é esse número, maior e mais compulsiva é a necessidade de comer e de se imobilizar para se divertir diante de uma tela.

Se uma mulher se torna viúva ou se divorcia e seus filhos ou netos passam a viver longe dela, está claro que perdeu o acesso ao campo do amor, da sexualidade e da família.

Se está aposentada, desempregada ou trabalha sem entusiasmo, podemos vê-la fora do segundo campo da satisfação.

Se mora em um lugar de que não gosta, outro acesso se fecha.

Se for urbana e viver sem uma referência da natureza, outro acesso se fecha.

Reduzida à solidão e por vezes marginalizada devido ao sobrepeso? Onde está o seu grupo?

Enfim, se suas preocupações espirituais e estéticas também não existem, tudo se reúne para colocá-la diante da temível escolha de se perder na depressão ou na obesidade.

Penso nunca ter encontrado um ser humano que reunisse todo o acúmulo de tais carências. Contudo, entre aqueles que engordaram muito e durante muito tempo, sempre observei uma rarefação das satisfações simples, naturais e primárias.

Em meu próximo livro, cujo título será *Les Dix Piliers du boheur* [Os dez pilares da felicidade], detalharei esse processo fundamental que, pela primeira vez, sujeitou o indivíduo e reduziu sua felicidade para servir à da sociedade.

No entanto, este projeto não é apenas um trabalho de observação e de análise, mas uma força propositiva para compreender e inverter tal tendência. Sabe-se, atualmente, que a atividade física é capaz de induzir a secreção de dopamina e de serotonina. Basta caminhar vinte minutos por dia para compensar a demanda pelos alimentos de gratificação. Assim como é possível convocar a atividade física para diminuir a necessidade de comer, também é possível — ao menos tentar — reconquistar outros territórios negligenciados: a prática de um instrumento musical, a leitura de livros "que mudam nossa vida", as interações com a natureza, a exposição a novos encontros e à sexualidade, a adoção de um animal, ao qual nos apegamos. Mas tudo isso começa com um diagnóstico.

Capítulo 3

Os motores do sobrepeso: o pâncreas e a insulina

No primeiro capítulo chamei sua atenção para os perigos diretamente ligados ao sobrepeso e suas consequências. **Minha intenção era fazê-la entender que existe uma formidável solução para contornar o problema e que você pode agir para resolvê-lo.**

No segundo capítulo apresentei os componentes físicos, mentais e sociais do sobrepeso. É o encontro altamente magnético entre uma demanda e uma oferta de mesma intensidade.

Neste capítulo vou lhe apresentar o principal ator da crise: o pâncreas.

Se você me acompanhou até aqui, já entendeu que o projeto que tracei para este livro se endereça à geração de mulheres prontas para renovar a população mundial. Ao longo da vida você será submetida a uma alimentação que foi artificializada há cerca de trinta anos, combinando-se de maneira excessiva a alimentos industriais ricos em carboidratos processados. Se esse novo modelo de alimentação pode ser tolerado a médio prazo por uma mãe adulta, não o é para o feto em desenvolvimento.

Eu responsabilizo essa alimentação por ter colocado no mundo, em cerca de trinta anos, duas gerações de recém-nascidos mais gordos e portadores de uma vulnerabilidade latente, originada com a explosão simultânea da crise do sobrepeso e do diabetes.

Minha missão consiste em lhe dar provas convincentes de tal acusação. E o elemento fundador da prova está no pâncreas, o seu pâncreas. Você deve entender o funcionamento dele, mas, sobretudo, o funcionamento infinitamente mais sensível e vulnerável do pâncreas da criança em seu ventre.

O pâncreas adulto possui múltiplas funções, mas a que mais nos interessa aqui é sua função endócrina, que lhe permite secretar a insulina, por exemplo. A insulina é um hormônio que exerce um papel de muita importância na fisiologia humana. Uma de suas principais ações é regular a concentração de glicose sanguínea quando se leva uma alimentação humana e natural. É a insulina que, depois de cada refeição que contenha carboidratos, impede a glicose em seu sangue de atingir uma concentração extremamente tóxica para todos os órgãos que o sangue irriga.

Atualmente, o pâncreas humano mal consegue responder à invasão de alimentos que simplesmente não existiam no momento em que foi programado. Se você tem um gato ou um cachorro, sabe que seu veterinário pediu que você não lhe desse açúcar.

Neste capítulo não quero falar com cientistas, que provavelmente já conhecem tais problemas, mas com você, uma mãe que deseja evitar que seu filho corra riscos ou sofra de um mal que atualmente atinge um pouco mais que um em cada dois adultos.[9] A proteção contra esses novos alimentos acontece quando, ao fim do terceiro mês de gravidez, no abdômen do seu bebê, as primeiras células de seu futuro pâncreas começam a secretar substâncias.

Isso eu já lhe disse, mas tenha paciência se repito. O pâncreas humano existe e secreta sua insulina há milhares de anos, "em uma época em que, como W. Barth prazerosamente dizia, as padarias não existiam". Este fato é uma evidência infelizmente ocultada por aqueles que fabricam produtos com alto teor de carboidratos invasivos.

---

9. Fonte: IASO (Associação Internacional para o Estudo da Obesidade), 27 de maio de 2014 (http://www.oecd.org/health/obesity-update.htm).

Meu papel é conscientizá-la de que, se a alimentação atual agride e exaure o funcionamento de um pâncreas adulto, com o risco de acabar com ele, essa agressão é infinitamente maior para o pâncreas em formação do bebê no ventre de sua mãe.

A experiência fundadora

Meu maior desejo é que você possa me acompanhar em minha demonstração, e para isso gostaria de começar descrevendo uma experiência que você pratica todos os dias sem saber e que fala por si só. Chamo essa experiência de Eureca, pois, quando a percebemos, compreendemos e admitimos, não podemos mais nos alimentar sem pensarmos nela.

Vejamos, então:

1. Se você é uma mulher adulta, possui 5 litros de sangue.
2. Se não é diabética, possui, em jejum, aproximadamente 1 grama de glicose por litro de sangue. É o que você pode ler nos exames de sangue para medir a glicemia. Entre 1,10 e 1,25 grama, você é muito reativa ao açúcar e o tolera mal. A partir de 1,26 grama em jejum, você é considerada diabética.
3. Se 1 litro de sangue contém 1 grama de glicose, 5 litros contêm 5 gramas, o que, para o conjunto de sua massa sanguínea, não representa muito mais que uma colher de chá de açúcar branco.
4. Agora vamos imaginar uma situação cotidiana. Você está em um supermercado e compra, para si ou para sua família, um pacote comum de biscoitos. Vamos admitir que você esteja com pressa ou estressada e que abra o pacote, coma um biscoito, depois dois e que seja levada a acabar com o pacote nos 15 minutos seguintes. Fique calma, você não terá sido a primeira a comer açúcar para relaxar e se acalmar.

Agora, antes de jogar fora o pacote vazio, vire-o para ler suas informações nutricionais, aquela pequena tabela na qual é informado o teor em calorias para 100 gramas do produto.

Na mesma tabela você também vai encontrar o que nos interessa aqui: seu teor em carboidratos, a quantidade de "açúcares" contidos em 100 gramas de produto.

Se for um biscoito *comum*, tal teor vai variar, de acordo com a marca, entre 60 e 70 gramas por 100 gramas, uma média de 65 gramas para um peso médio habitual de 170 gramas.

Isso faz com que, ao ingerir o pacote de biscoitos, você consuma 100 gramas de carboidratos em forma de farinha branca e açúcar. Como se trata dos açúcares mais invasivos, eles estarão em seu sangue em cerca de meia hora.

Para os 5 gramas inicialmente contidos em seu sangue, essa adição maciça de açúcar vai totalizar: 5 gramas + 110 gramas = 115 gramas.

Conduzidos ao litro de sangue, algebricamente, você vai ser levada a uma glicemia de cerca de **23 gramas por litro**. Qualquer médico vai afirmar que nenhum ser humano consegue sobreviver com tal teor sanguíneo de açúcar, sabendo que, a partir dos 10 gramas, um coma diabético pode ocorrer.

Ora, nossa experiência cotidiana prova que ninguém que não seja profundamente diabético morre por ter devorado um pacote de biscoitos.

Como explicar essa aparente contradição?

O motivo é simples. Não sendo diabético em estado terminal, você possui um pâncreas que exerce sua função fundamental, de controlar o teor de glicose em seu sangue. Eis, passo a passo, como acontecem as coisas:

Tudo começa no momento em que você decide comprar os biscoitos e, depois, abre o pacote. Seu pâncreas foi advertido e antecipa o que vai acontecer em seguida, começando a secretar insulina. E, assim, à medida que você vai comendo os biscoitos e os digere, a secreção se acelera. E, finalmente, **quando os açúcares chegam ao seu sangue e se transformam em glicose, uma quantidade maciça de insulina é liberada para enfrentar esse fluxo que coloca sua vida em perigo.**

Para tanto, a insulina não dispõe senão de meios parcos e pouco adaptados a tal situação. Eu já o disse e digo novamente, pois esta noção é essencial: nenhum pâncreas animal ou humano foi concebido para tratar alimentos tão ricos quanto os açúcares, e particularmente os açúcares tão penetrantes e invasivos quanto podem ser a **sacarose** (açúcar branco de mesa) **e, ainda mais, a farinha branca atual.**

Não tendo um poder natural para destruir ou eliminar esse excesso de glicose, seu corpo dispõe apenas de um meio simples, mas eficaz, de se livrar dela: retirando-a do sangue.

Os açúcares expulsos dispõem de três lugares de acolhimento e estocagem fisiológica: o fígado, o músculo e o tecido adiposo.

- O fígado humano é capaz de estocar cerca de 50 gramas de glicose em forma "comprimida", o glicogênio. Mas o fígado de um ser humano atual sedentário, longe de liberar o açúcar acumulado nas refeições anteriores, só consegue receber uma pequena parte dos açúcares que o solicitam.
- Assim, a glicose recorre aos músculos, que, habitualmente, são grandes consumidores de glicose e a estocam, igualmente, na forma de glicogênio. Mas a situação é, em todos os aspectos, similar à do fígado. Os músculos do homem atual, sendo insuficientemente utilizados, ficam repletos de glicogênio acumulado e conseguem acolher apenas uma pequena parte do açúcar.
- Desse modo, é ao tecido adiposo que tais doses inquietantes de glicose vão chegar. Nele, a glicose não vai encontrar qualquer dificuldade, pois a vocação fundamental do tecido adiposo é estocar energia em forma de gordura, o material concebido pela evolução da espécie para concentrar o máximo de calorias no mínimo de espaço. O tecido adiposo de um ser humano consegue acolher cerca de 1 milhão de calorias...

As coisas são infinitamente mais complexas que o simples desenrolar aqui apresentado, mas aqui temos o básico.

Diante de um fluxo tão extraordinário desse nutriente altamente tóxico em tais doses, a insulina consegue superar o obstáculo, adaptando-se a uma situação para a qual não estava preparada. Ela assim o faz quando converte um veneno letal em uma substância perfeitamente aceita pelo organismo: a gordura. **Desse modo, posso dizer, sem exagero, que, diante da urgência, a insulina salva sua vida, mas à custa de um ganho de peso que a faz engordar.**

Para aqueles que querem saber um pouco mais, sem no entanto entrar em pormenores incompreensíveis para a maioria, aqui vão mais alguns detalhes sobre as etapas de funcionamento.

Diante da elevação brutal e intensa da glicemia, um plano geral prioritário organizado pelo pâncreas entra em ação.

No momento da antecipação mental de consumir o alimento contendo açúcares, a insulina secretada interrompe o uso dos ácidos graxos em circulação, a fim de dar prioridade à glicose iminente.

Essa ação é exercida graças a duas enzimas antagonistas, ativadas pela insulina.

Estímulo da LPL, de um lado.

A LPL é uma enzima fixadora de gordura. Sua função é captar as gorduras em circulação no sangue para introduzi-las em todas as células que possam acolhê-las, com uma preferência particular pelas células adiposas. É o caso dos ácidos graxos de pequeno porte, que circulam facilmente nos dois sentidos entre adipócitos e a circulação sanguínea. Como o nome indica, os triglicerídeos são formados por três ácidos graxos, interligados por uma molécula de glicerol. Com esse tamanho, são menos móveis e entram na fórmula de estocagem com longo prazo maior.

Além disso, a LPL inibe a utilização dos ácidos graxos pelos músculos, para priorizar o uso do glicogênio.

Inibição da HSL, de outro lado.

A HSL é outra enzima que libera gordura. Sua função é simétrica e oposta à da LPL. Seu papel é desmantelar as moléculas de triglicerídeos que se tornaram cativas por seu tamanho dentro da célula adiposa.

Assim, libera e despeja seus ácidos graxos na corrente sanguínea. Essa enzima pode ser considerada um facilitador do uso das gorduras e, desse modo, do emagrecimento. Ora, a insulina bloqueia a HSL para, mais uma vez, dar prioridade absoluta à combustão de glicose.

A seguir, o início da metabolização da glicose em gordura. Os adipócitos absorvem a glicose e utilizam o glicerol, um carboidrato que fixa os ácidos graxos em triglicerídeos.

E, por fim, a insulina possui o poder de ativar a criação de novas células adiposas, o que aumenta ainda mais as capacidades de estocagem de gordura.

Desse modo, graças às suas múltiplas ações, a insulina facilita a estocagem de gorduras. Tal ação ampliadora da insulina, conhecida desde a década de 1960, nunca foi contestada.

Uma conclusão se revela e pode ser resumida de acordo com a fórmula do professor George Cahill, da Universidade de Harvard: **"Os carboidratos geram insulina, que gera gordura."**

De fato, na medida em que a produção de insulina é iniciada graças ao consumo de carboidratos, são esses carboidratos os maiores responsáveis pelo ganho de peso.

Isso é atestado pela correlação estreita e cronológica entre a epidemia do sobrepeso e do diabetes e a irrupção maciça dos alimentos processados e ricos em carboidratos invasivos na alimentação atual.

O que é mais determinante na secreção de insulina é o fato de ela alarmar o pâncreas e obrigá-lo a liberar o máximo de insulina possível; é a natureza dos açúcares ingeridos. Em igual quantidade, o poder ampliador de um carboidrato preza pela facilidade com a qual será digerido e assimilado.

Nunca, na história humana, o homem teve oportunidade de consumir alimentos contendo carboidratos tão artificiais e recompostos quanto os que surgiram nas duas últimas gerações.

Quando observamos a evolução dos três nutrientes universais — proteínas, lipídios e carboidratos — ao longo dos últimos cinquenta anos, o que podemos distinguir?

O valor nutricional dos alimentos ricos em proteínas, como a carne de peixe, as aves, os frutos do mar ou os ovos, mudou muito pouco. Um bife, um ovo ou uma posta de salmão dos anos 1970 se parecem muito com os de hoje.

O mesmo acontece com os lipídios. Quem poderia fazer a diferença entre o azeite ou a manteiga de ontem e os de hoje?

Para os carboidratos, no entanto, tudo é muito diferente. Eles tiveram uma explosão de produção em pouco menos de cinquenta anos. Basta dar uma volta no supermercado para observar tais alimentos, cada vez mais abundantes, cada vez mais atraentes, cuja composição e teor em açúcares exacerbados os tornam viciantes.

Açúcares, insulina e seu efeito a longo prazo

O que acontece quando a mecânica pontual da engrenagem do açúcar, da insulina e do ganho de peso persiste, como é o caso desde os anos 1965-1970 nos Estados Unidos? As gorduras, que foram demonizadas, abriram caminho para os açúcares.

Há pouco menos de vinte anos, no momento em que os Estados Unidos, em condições que serão julgadas pela história, lançaram uma guerra total contra o colesterol e as gorduras; eis o que dizia o American Heart Association:

"Para controlar a quantidade e o tipo de gordura, de ácidos graxos saturados e colesterol que vocês consomem, escolham pequenos lanches que pertençam a um outro grupo de alimentos, como, por exemplo, **biscoitos doces ou crackers com pouca gordura, bretzels sem sal, balas, açúcar, mel ou geleias.**"

Acabamos de descrever os efeitos pontuais de um simples pacote de biscoitos no pâncreas de uma pessoa adulta. O que acontece quando esse consumo de carboidratos invasivos se torna cotidiano? Ele torna perene uma secreção tão banal quanto a insulina e um ganho de peso crescente. É o que acontece com a maioria das pessoas com sobrepeso, obesidade e atingidas pelo diabetes.

Imaginemos o caso de uma pessoa com sobrepeso que, além de carnes, peixes e legumes, consuma regularmente pão branco e batatas, beba sucos de frutas, arroz branco em restaurantes chineses ou japoneses, biscoitos no meio da tarde, não recuse uma cervejinha e coloque açúcar em seu café. E isso sem falar dos viciados em refrigerantes adoçados, chocolate, salgadinhos e balas.

Acredito que muitos, principalmente aqueles que estão engordando, reconhecerão esse tipo de alimento, tão banal hoje em dia para merecer tanto demérito. Pontualmente, vimos a insulina fabricar gordura e sobrepeso para enfrentar o perigo de uma glicemia elevada e ameaçadora. Mas o que acontece quando esse consumo rico demais em "açúcares" persiste a longo prazo e entra no cotidiano?

Depois de certo tempo, que varia de pessoa para pessoa e também com a quantidade de açúcar consumido, produz-se um fenômeno que é uma verdadeira catástrofe para o organismo: **a resistência à insulina**.

Guarde esse termo, pois ele vai se tornar tão comum quanto índice glicêmico. Como a resistência à insulina se instala?

Muitos carboidratos rápidos, muita insulina. As células do corpo, encarregadas de absorver o excesso de glicose, vão progressivamente sentir a propriedade tóxica desse açúcar que as agride, até não poderem mais. Desse modo, essas células vão resistir às ordens e às mensagens da insulina. Para vencer tal resistência e para garantir sua sobrevivência, o pâncreas terá de secretar um pouco mais de insulina, até chegar ao mesmo resultado. Com o tempo, a resistência aumenta, o que leva a duas consequências.

Quanto mais insulina, mais sobrepeso. Se o consumo de açúcares não for corrigido e persistir — ou, pior ainda, tornar-se um vício —, o limite do sobrepeso será muito rapidamente ultrapassado para, em seguida, chegar à obesidade.

Por outro lado, o trabalho crescente e prolongado do pâncreas acaba por fatigar tal órgão. Nesse momento, entram em jogo a robustez ou a vulnerabilidade naturais do pâncreas.

Se o pâncreas for sólido e robusto, a obesidade se instala e pode até mesmo se agravar, mas ao menos não levará ao diabetes.

No entanto, se for o caso de um pâncreas vulnerável e frágil, o órgão acaba se esgotando e deixa ocorrer a glicemia. Nesse caso, a obesidade se associa ao diabetes.

Talvez você esteja se perguntando no que consiste essa diferença entre os dois tipos de pâncreas. Por que alguns seriam robustos e outros vulneráveis e frágeis?

Se você estiver com essa dúvida, terei atingido meu objetivo. E terei enorme prazer em responder à sua pergunta. **Pois é você que detém o poder de guiar o desenvolvimento do pâncreas de seu filho para a robustez ou a fragilidade, apenas você e sua maneira de se alimentar ao longo dos primeiros meses de sua gravidez.**

Atualmente, apenas alguns especialistas de diabetes e certos obstetras que trabalham com o diabetes gestacional conhecem o impacto da alimentação da mãe no desenvolvimento do pâncreas fetal e suas consequências na aquisição de uma vulnerabilidade posterior.

Desse modo, é óbvio que as mulheres grávidas ignoram tais fatos. Como poderiam imaginá-los, se são embaladas pelo canto tranquilizador e banal das propagandas, sempre se gabando das qualidades nutricionais de uma marca de biscoitos que contém mais de 70% de carboidratos ultrarrápidos? Depois de muitos anos de luta, conseguiu-se combater o álcool e o tabaco e reduzir seu alcance publicitário, fazendo com que os obstetras repassassem a mensagem de que suas pacientes grávidas deveriam evitar tais produtos. Minha militância é para que o mesmo aconteça com o açúcar branco e, principalmente, com a farinha branca, mais agressiva para o pâncreas do que o próprio açúcar branco.

Terei oportunidade de aprofundar mais essa noção atualmente tão importante do índice glicêmico. Saiba que essa é uma ferramenta que permite medir o poder de invasão e de penetração dos alimentos que contêm carboidratos. Podemos compará-la à velocidade de um veículo, que vai de 0 até a velocidade máxima de 100.

**O carboidrato mais rápido é a glicose ultraconcentrada de seu sangue. Seu índice glicêmico é de 100.
O açúcar branco, ou a sacarose, é de 70, um índice elevado.
Mas a farinha branca de trigo, a dos pães e dos biscoitos, é de 85.**

Voltemos aos eventos que marcam o percurso de quem entrou na engrenagem açúcar-insulina-sobrepeso.

Mantendo tal alimentação, outros fenômenos ocorrerão por tabela.

Antes de tudo, os níveis elevados e persistentes de açúcar no sangue e em todos os órgãos que este irriga criam um "estresse oxidativo" e a presença crescente de resíduos oxidantes no sangue.

Tais resíduos, que se chamam "glicação", são oriundos de uma combinação de açúcar e proteínas. Esses produtos são responsáveis pelo envelhecimento dos tecidos nobres, como os do coração, dos rins e da pele do rosto.

Além disso, o sobrepeso provoca um aumento no tamanho das células adiposas, afetando seu funcionamento. Isso leva à produção das citocinas, que são os vetores de inflamação nociva ao organismo.

Por último, a insulina fadiga os rins, o que leva a uma eliminação menos eficaz do sal e do ácido úrico. Sal em demasia no sangue leva à retenção de líquidos e, em seguida, à hipertensão arterial. Ácido úrico em demasia pode provocar cálculos renais e crise da gota.

É fundamental compreender o que é um alimento transformado, refinado, "processado" pelas técnicas industriais.

Com regularidade, falo sobre os alimentos "transformados, refinados ou processados". Na medida em que esse tipo de alimentação industrial parece perdurar, e mesmo se amplificar, é importante que você entenda exatamente o que tais termos significam e que alimentos abrangem. Esse conhecimento vai lhe servir ainda mais quando estiver grávida e tiver de se alimentar por dois.

Quais são, então, os alimentos que o processo industrial altera e torna tóxicos? Como escolher os menos transformados, na imensidão de opções que temos atualmente?

Assim como com a experiência do pacote de biscoitos, a experiência a seguir — a do milho — é também uma "Eureca", pois, quando compreendida e apreendida, torna-se definitivamente esclarecedora.

A experiência do milho: da espiga aos cereais matinais

Imaginemos que você esteja passeando em um milharal e colha uma espiga. Depois, você a grelha e a consome, com muito gosto. Nessa forma fresca e natural, a espiga de milho grelhada possui um índice glicêmico baixo. Isso significa que sua textura vegetal densa e resistente impõe ao organismo um importante, longo e custoso trabalho de digestão e de desintegração de seu esqueleto fibroso.

Os açúcares extraídos dos grãos mastigados e digeridos, quando chegam lenta e progressivamente ao sangue, elevam a glicemia de maneira muito modesta, e a secreção de insulina resultante é fraca.

Esse périplo digestivo, que vai da boca até a circulação sanguínea, é apresentado em um índice que você provavelmente conhece, o IG ou índice glicêmico, que vai de 0 a 100, sendo o 0 para a água e o 100 para a glicose.

Para tornar essa noção mais completa, eu a comparo à velocidade de um veículo, compreendida entre 0km/h até a faixa dos 100km/h.

Nesse caso, **o índice glicêmico do milho grelhado é de 36**, dentro da escala que vai até 100, uma velocidade lenta no painel de avaliação desse índice.

Agora imaginemos que, em vez de consumir a espiga colhida do campo e grelhada, uma indústria a comercialize em conserva, na forma de grãos de milho, mas em lata. A indústria retira seus grãos e os coloca em uma solução líquida, na qual serão macerados, até que sejam vendidos. A polpa fica mais amolecida, e a cutícula dos grãos constitui o equivalente a uma pré-digestão. O trabalho que seu corpo não terá de fazer vai facilitar ainda mais a digestão e a assimilação dos açúcares do milho. A chegada desses açúcares será, então, mais maciça e mais rápida, e a elevação da glicemia, mais alta, assim como a secreção da insulina necessária.

Esse mesmo milho em grãos mas em uma lata de conserva terá se tornado mais ameaçador e engordará mais.

Nessa forma de grãos em conserva, o milho acaba por ter um índice glicêmico que passa de 36 para 50.

E agora vamos ainda mais longe. Uma outra indústria toma esses grãos e decide transformá-los em farinha. Para tanto, deverá desidratá-los e moê-los de maneira muito fina. Assim, obtém-se um pó bege, usado para fazer doces ou engrossar molhos. O processamento complementar continua corroendo a resistência da estrutura vegetal do milho e reduzindo seu esforço de digestão.

Da boca ao estômago e, em seguida, ao intestino delgado, em que o alimento passa pelo sangue na forma de glicose, o tempo se reduz ainda mais. Essa irrupção mais maciça, que aumenta a glicemia ainda mais e com maior gravidade, obriga o pâncreas a também aumentar sua produção de insulina.

Na forma de farinha, o milho tem seu índice glicêmico aumentado ainda mais, chegando a 70, que é o mesmo índice do açúcar branco.

E, por fim, uma terceira indústria pega a farinha, faz uma massa que passa em um laminador, para que sua espessura seja milimétrica. Depois, cozinha a massa ultrafina até ficar rígida. E, finalmente, quebra-a para fazer pétalas, mais conhecidas pelo nome de cereais matinais. Ao longo dessa última transformação, tudo o que restava de um traço vegetal desapareceu. Assim, nasce um alimento martirizado e um deserto nutricional.

Quando o ser humano consome cereais matinais, seu tubo digestivo praticamente mais nada tem a fazer. O trajeto da boca até o sangue é um tobogã sem asperezas, e a chegada dos açúcares na corrente sanguínea libera uma dose quase máxima de insulina. Entretanto, os cereais matinais são vistos como um produto divertido, crocante, com uma bela cor, que agrada às crianças e tranquiliza os pais.

Em consequência, **nessa última forma de cereais matinais, o índice glicêmico do milho chega a 85 e 92**, dependendo do país onde é produzido.

Partimos de um índice glicêmico de 36, o do milho em sua forma mais natural, ainda nas mãos do agricultor. Vimos seu índice se elevar à medida que a industrialização entrava em jogo — 50 para a lata em conserva, 70 para a farinha, até 90 para os cereais matinais.

Escolhi o exemplo do milho por ser um dos mais impressionantes. Além disso, acredito que você, como todos os cidadãos consumidores, precisa ser informada sobre os efeitos da transformação industrial nos alimentos. Tal transformação diz respeito a quase 70% dos alimentos que consumimos, e suas consequências são suficientemente graves para que as conheçamos. Tenho a convicção de que essa rede de transformação está diretamente ligada à extensão tão espetacular do sobrepeso, da obesidade e do diabetes, em todos os lugares do mundo. O nascimento e a progressão dessa dupla epidemia estão perfeitamente correlacionados ao da industrialização de alimentos altamente processados.

Contudo, o impacto dessa transformação de alimentos não explica por si só a amplitude da crise. Mesmo que o pâncreas de um adulto saudável tolere uma alimentação tão agressiva a médio prazo, este não seria o caso do pâncreas do feto em plena formação. Quando o feto é confrontado assim, tão cedo, com um ambiente muito açucarado, seu pequeno pâncreas vai proliferar mais rápido e mais intensamente que o previsto. A criança nascerá mais gorda e dotada de um pâncreas também mais gordo, por ter sido tão precoce e intensamente solicitado. A criança será portadora de uma vulnerabilidade durável ao sobrepeso e ao diabetes, com a qual deverá crescer.

Vamos acompanhar essa criança. Imaginemos que seja do sexo feminino. Eis uma mulher adulta e, provavelmente, com sobrepeso que, um dia, também estará grávida. Ao longo de sua gravidez, ela transmitirá tal vulnerabilidade e, se seu ambiente alimentar continuar tão cheio de carboidratos processados quanto aquele em que vivia no ventre de sua mãe, a criança que nascerá também portará a vulnerabilidade, ainda mais agravada por esse encadeamento.

Acredito que a invasão dos carboidratos processados e sua ação negativa no desenvolvimento do pâncreas fetal sejam transmitidas e amplificadas a cada geração. A fragilização sucessiva do pâncreas faz com que a população que dela sofre esteja mais apta a engordar e se tornar diabética. A profusão dos alimentos da família dos carboidratos processados nos fez entrar em um círculo vicioso transgeracional, responsável pela progressão cada vez mais acelerada do sobrepeso.

Hoje é extremamente fácil interromper essa progressão. Durante os dois meses cruciais nos quais o pâncreas de seu bebê aparecerá e será formado, basta consumir o máximo possível de alimentos naturais e o mínimo possível de alimentos da família dos carboidratos processados. Você pode contar comigo para guiá-la no processo.

Dediquei este capítulo ao pâncreas, o órgão que está no cerne do ganho de peso e do diabetes e que não pode continuar sendo apenas um simples termo de anatomia para você.

Este livro traz uma missão e uma verdadeira esperança. Se conseguir me ler bem, verá que estou pedindo que compartilhe comigo essa missão e essa esperança, ambas fabulosas, e as quais vai descobrir ao longo dos capítulos.

Basicamente estou propondo uma proteção ao seu filho de uma vulnerabilidade que já levou mais de 2 bilhões de indivíduos ao sobrepeso e meio bilhão ao diabetes.

Mas também estou propondo proteger você, quando falo sobre a consciência da falha tripla do modelo alimentar atual:

Uma alimentação que se tornou mercadoria e à qual se aplicam as regras de produtividade, de custo mais baixo e de incitação máxima ao consumo.

Uma alimentação que se tornou um vício, uma vez que concentra carboidratos e os refina a ponto de retirá-los de sua trama natural, que são as fibras. Quando saem do alambique industrial, perdem seu status de alimento natural e se tornam néctar. Por esse motivo, são tratados como as drogas mais pesadas pelo centro de recompensas do seu cérebro.

Uma alimentação cuja riqueza e a alta concentração de açúcares sobrepujam as funções do pâncreas, que foi concebido em uma época em que tais alimentos não existiam.

Existe um momento que, entre todos, é o mais peculiar: o confronto entre um pâncreas de ontem e os açúcares de hoje traz a mais aguda e a mais forte consequência.

Esse é o momento em que o pâncreas nasce no abdômen do feto, por sua vez instalado no abdômen de sua mãe.

Se, ao longo desse período crucial, a alimentação materna for equilibrada e moderada no que concerne aos açúcares invasivos, a formação do pâncreas fetal será feita de acordo com as modalidades genéticas de nossa espécie e terá boas chances de se desenvolver de maneira mais sólida para enfrentar tais alimentos.

No entanto, desenvolvendo-se em meio a uma dieta cheia de carboidratos, impregnado por um sangue materno que frequentemente sofre de elevações em seu nível de glicose, o pâncreas fetal terá passado por um mau começo e não poderá ser tão bem-conduzido. Assim, conservará uma tendência à hipersecreção de insulina, terá um peso mais elevado que a média, uma predisposição à resistência à insulina e uma tendência à obesidade e ao diabetes.

Por ora gostaria de levar você comigo a uma viagem às terras em que nascemos, para que entenda bem a história da nossa espécie, o que nossos genes gostariam que comêssemos, e o risco que corremos quando nos recusamos a fazê-lo.

Capítulo 4

O nascimento e o desenvolvimento do pâncreas do embrião e do feto

Na mesma medida em que nosso projeto diz respeito à sua gravidez e ao pâncreas do filho que você está carregando, é importante saber como, ao longo de sua gestação, esse órgão aparece e se desenvolve no interior do abdome do seu bebê, que, por sua vez, está em seu abdome.

O nascimento e o desenvolvimento do pâncreas do embrião — e, em seguida, do feto — são orquestrados e regidos pelo material genético humano.

Tudo começa com o encontro de um óvulo que vem da mãe e de um espermatozoide que vem do pai.

Esses dois gametas foram preparados tendo em vista sua fusão. Para tanto, cada um deles abandonou metade de seus cromossomos, para que sua união recompusesse uma nova célula completa.

O encontro que dá origem ao ovo é a fecundação.

Imediatamente após a fecundação, o ovo se divide rapidamente, com um ritmo de mais ou menos uma divisão a cada dez horas.

Assim, obtém-se uma duplicação, depois quatro, depois oito e, ao fim do terceiro dia, o zigoto tem uma composição de 16 células de pequeno porte, formando a **mórula**.

Nesse estágio as células são chamadas de células estaminais, pois não são diferenciáveis nem capazes de formar qualquer linhagem celular necessária. A partir daí, formam-se pontos entre essas células, para que sua evolução seja coerente.

Por volta do quarto ou do quinto dia, chega-se ao estágio da **blástula**, que marca o início da diferenciação celular.

No sexto dia, o ovo em desenvolvimento faz seu ninho na mucosa do útero.

No sétimo dia, ele forma um botão embrionário com duas camadas compostas por categorias de células diferentes:

- uma parte externa, que formará a pele, as unhas, o esmalte dos dentes, o tecido nervoso;
- uma parte interna, que formará os órgãos digestivos e respiratórios.

No 18º dia, o embrião mede 1 milímetro.

No 22º dia, mede 2 milímetros.

No 26º dia, mede 4 milímetros.

Ao fim do primeiro mês, mede 6 milímetros, o tamanho de uma pequena ervilha.

Durante o segundo mês, o embrião é modelado externamente, formando e posicionando seus órgãos no interior. No 60º dia, o embrião mede cerca de 3 centímetros, o equivalente a um grão de uva ou uma pequena noz.

Agora, concentremo-nos no projeto de encaminhamento do pâncreas.

No 19º dia, surgem, na parede do intestino, dois pequenos brotos. Em primeiro lugar, o **dorsal** e, três dias depois, o **ventral**.

Na quinta semana, os dois brotos migram **para se juntar e se fundir, na sexta semana. No pâncreas em formação, 99% das células vão evoluir para a função exócrina e a produção de enzimas digestivas. O 1% das células restantes vai evoluir para a função endócrina, das quais metade vai se especializar na secreção de insulina.**

Ao fim do terceiro mês, esse minúsculo pâncreas será estruturado em partes, das quais uma única nos interessa: a que produzirá insulina.

Ao longo do quarto e do quinto meses, as células que eram até então indistintas vão se reagrupar, como em pequenas ilhas disseminadas, chamadas de ilhotas de Langerhans. Assim, vão adquirir a capacidade de secretar insulina ao longo desses 60 dias. Todo esse processo funciona exatamente dessa forma há 200 mil anos...

Os "açúcares" consumidos pela mãe são digeridos, depois decompostos para, enfim, terminarem no sangue, em forma de glicose.

A glicose é uma molécula diminuta que atravessa a placenta sem dificuldades, passando do sangue da mãe para o sangue do feto. **Mas a insulina materna tem um tamanho muito grande para poder passar. Isso faz com que o feto deva produzir a própria insulina.**

Quando a mãe consome produtos ricos em açúcar, a glicose do seu sangue ficará elevada. Desse modo, o pâncreas fetal será obrigado a secretar a insulina necessária para transformar a glicose em gordura. Isso ocasiona um ganho de peso proporcional ao consumo de açúcares e a uma elevação do peso de nascimento do bebê.[10]

Ao fim do quinto mês, a sorte está lançada. Nas ilhotas de Langerhans, as células que foram afetadas pela secreção de insulina são funcionais. Sua evolução, sua força ou sua fraqueza posteriores dependerão da riqueza em glicose do sangue materno que chega ao feto e a seu pâncreas.

Finalmente, a partir do sexto até o nono meses, as células que secretam insulina têm seu volume aumentado, assim como sua produção de insulina.

Em resumo, é ao longo dos dois meses da fase de proliferação que o poder de multiplicação das células-beta do pâncreas é maior. Do mesmo modo, é ao longo desses últimos dois meses que a alimentação materna deve ser mais controlada.

---

10. A. Reece, G. Leguizamón, A. Wiznitzer, "Gestational diabetes: the need for a common ground", *Lancet*, 2009; 73, p. 1.789-97.

Capítulo 5

A indústria do açúcar

Os alertas a respeito dos perigos do açúcar chegaram até nós no início dos anos 1970. Tais alertas vieram de cientistas preocupados com os excessos e a duplicidade da guerra lançada contra a gordura e o colesterol nos Estados Unidos. Essa guerra foi declarada graças ao seu suposto papel na frequência das doenças cardiovasculares. E, automaticamente, a exclusão das gorduras abriu as portas para a família dos carboidratos, incluindo os açúcares.

O corte de fundo foi iniciado "à americana", combinando todos os meios de comunicação graças a um homem muito engajado: o professor Ancel Keys, da Universidade de Minnesota.

Sua posição tinha como base o "Estudo dos Sete Países", iniciado em 1956. Esse estudo mostrava que, em certos locais, como a Finlândia e os Estados Unidos, consumia-se muita gordura animal, e o número de infartos era elevado. Enquanto isso, em países do sul da Europa, como a Grécia e a Itália, onde se consumiam mais carboidratos e gorduras vegetais, os infartos eram menos frequentes.

Com essas informações precipitadas, construíram-se a desconfiança e a luta sem piedade contra o colesterol e os alimentos ricos em gorduras. Mas, para compensar essa grande perda, um cheque em branco e sem fundos foi dado ao consumo de alimentos ricos em carboidratos.

Nesse momento crucial, a indústria alimentar teve acesso às últimas tecnologias de transformação e refinamento de carboidratos.

Atualmente, sabe-se que esse estudo era enviesado, pois os "Sete Países" foram cuidadosamente selecionados para o que se buscava provar. Desse modo, a França, país do queijo, da carne e da maionese, foi esquecida, pois sua taxa de infarto era relativamente baixa. Ao contrário, o Chile foi evitado, pois é um país com grande taxa de infarto, mesmo com seu baixo consumo de gorduras.

Inúmeros autores se questionam atualmente sobre como um movimento de tamanha grandeza pôde nascer e se estender para o mundo durante meio século tendo bases científicas tão contestáveis e consequências tão notáveis.

Os investigadores evocam o poder de influência da indústria do açúcar e da farmácia, a primeira tendo prosperado no gigantesco mercado do açúcar, a segunda com as doenças que lhe são consequentes.

No entanto, essa apresentação que inflamava o grande público obteve o apoio das autoridades científicas da época, das mídias e dos políticos, levando consigo a maioria dos nutricionistas americanos.

Em 1961, Ancel Keys recebeu o apoio da American Heart Association, primeira autoridade científica do país, o que lhe conferiu um status de autoridade incontestável e o título de "Senhor Colesterol". À época, nos Estados Unidos, chegou-se a propor exames de sangue para dosar o colesterol nos supermercados.

Nesse contexto de unanimidade, em 1972, um livro intitulado *Pure, White and Deadly*[11] foi escrito por John Yudkin, professor de nutrição da Universidade de Londres.

Esse livro, de uma autoridade reconhecida, ocasionou um escândalo, pois se opunha frontalmente à posição de Keys.

Yudkin negava a responsabilidade das gorduras e incriminava o açúcar como principal responsável pelas doenças cardiovasculares.

---

11. Puro, branco e mortal.

Assim, a campanha pelo açúcar entra em cena, para se opor a essa teoria que, no entanto, era muito bem-fundada. Ancel Keys dispôs dos três meios possíveis para combater o que representava uma ameaça à sua integridade e à integridade de uma indústria que, até então, se desenvolvia sem encontrar qualquer resistência.

Yudkin foi atacado pessoalmente, apresentado como um lunático, e suas ideias foram tidas como "afirmações emocionais". Sem crédito e vítima de um linchamento midiático, foi afastado das manifestações científicas e proibido de publicar. Paralelamente, a indústria do açúcar financiava estudos para provar o caráter benigno dos carboidratos, juntando a essa tese uma publicidade incessante e a invenção de produtos cada vez mais sedutores e viciantes.

Yudkin morreu renegado e esquecido pela comunidade científica.

Em 1972, um outro interventor, o cardiologista Robert Atkins, entrou em cena, publicando *La Révolution diététique*, um livro que se tornaria best-seller mundial. Seu método de emagrecimento se opunha à teoria de Keys em todos os aspectos. O método era baseado em uma redução drástica de todos os carboidratos e associado a uma liberdade total sobre o consumo de todas as gorduras. Depois de um período de intenso sucesso, sofreu ataques tão virulentos quanto os que Yudkin recebera.

Hoje, algumas décadas depois, inúmeros médicos e nutricionistas reconhecem que Atkins tinha razão. Assim, para o professor Walter Willett, que dirige a mais importante unidade de pesquisa em nutrição no mundo, a Escola de Saúde Pública de Harvard, Atkins foi injustamente atacado. "O que o Dr. Atkins dizia há mais de trinta anos, a saber: quando diminuímos nosso consumo de carboidratos a um nível mais baixo, é mais fácil controlar as calorias e favorecer a perda de peso. De fato, nessa afirmação há uma grande verdade. Inúmeros estudos recentes examinaram a hipótese de maneira bastante detalhada, comparando regimes pobres em gorduras e ricos em carboidratos e regimes pobres em carboidratos. Em geral, as pessoas perderam mais peso com os regimes pobres em carboidratos."[12]

---

12. F.M. Sacks, G.A. Bray, V.J. Carey *et al*, "Comparision of weight-loss diets with different compositions of fat, protein, and carbohydrates", *The New England Journal of Medicine*, 2009, 360(9), p. 859-73.

Em 1980 o professor David Jenkins criou e promoveu o conceito de índice glicêmico, que se tornou o principal instrumento na prevenção do diabetes e do sobrepeso. Essa taxa mede o grau de penetração de um alimento e o impacto dessa penetração na taxa de glicose no sangue e na secreção de insulina.

A principal contribuição do índice foi evidenciar, de maneira concreta e em números, o grau tóxico de um carboidrato.

Ele colocava o açúcar como um dos carboidratos mais penetrantes e mais perigosos. Assim, sofreu com a crítica e a implacável hostilidade dos defensores do açúcar. Ao responder a uma entrevista recente, ele explicou: "Eu me vejo como alguém que sempre se encontrou no centro da polêmica, porque os conceitos que introduzi eram muito novos para a época."[13]

Atualmente, o conceito de índice glicêmico é uma realidade científica da qual não se pode escapar. Tal conceito oferece uma maneira simples de mostrar o impacto de um alimento no pâncreas. Em um momento em que toda a comunidade internacional se espanta e luta contra a progressão da epidemia do sobrepeso e do diabetes, o índice mostrado na embalagem dos produtos alimentares seria a principal ferramenta de proteção ao público e ao consumidor. Contudo, mostrar o índice glicêmico dos alimentos arruinaria a indústria do açúcar e ainda mais a da farinha. Por esse motivo, é proibido. Considero essa interdição um escândalo sanitário. Há muitos anos milito por essa transparência.

Imagine-se fazendo compras em um supermercado. Querendo agradar ao seu filho pequeno, você pega um pacote de cereal, do qual tanto ouviu falar nas propagandas de televisão, que alegam que o alimento é bom para a saúde das crianças. No momento de colocar a caixa colorida em seu carrinho de compras, você vê, em vermelho

---

13. Fonte: www.lanutrition.fr (http://www.lanutrition.fr.bien-comprendre/le-potentiel--sante-des-aliments/index-et-charge-glycemiques/pr-david-jenkins-les-sedentaires--beneficient-du-regime-ig.html)

vivo, o índice glicêmico do alimento. Sim, você leu bem: 80!, um índice superior ao do açúcar branco. Mas, ainda hoje — direi novamente, pois é algo que me indigna —, esse instrumento de grande proteção ao consumidor é proibido!

Nos anos 1990 outro interventor, Michel Montignac, teve muito sucesso com o público baseando-se nos trabalhos de Jenkins. Ele criou um método de emagrecimento que também exclui os açúcares e, por extensão, os carboidratos com alto índice glicêmico. Montignac também sofreu os mesmos ataques dos defensores do açúcar, com ainda mais vivacidade, pelo fato de não ser médico.

Os interesses da indústria do açúcar e da farinha branca exercem uma poderosa ação subterrânea nas decisões políticas, nas mídias e em seus departamentos publicitários, no corpo médico e no grande público.
Além das campanhas de descrédito, sua ação se baseia em uma estratégia de desinformação muito bem-construída. Podemos resumi-la da seguinte forma: uma publicidade máxima para os produtos com açúcar e farinha e uma publicidade negativa para tudo e todos que apontam seus males.

Uma delas, a mais eficaz, ataca a inutilidade da única arma disponível contra a obesidade e o diabetes: a dieta.

Esse ataque é regido por grandes interventores, que buscam uma audiência fácil; psicólogos que se rebelam contra "o trauma insuportável" que uma dieta representa; médicos, consultores remunerados por grandes marcas da indústria do açúcar; associações que buscam patrocinadores ou mesmo pesquisadores em busca de bolsas de pesquisa.

De maneira mais geral, essa ação valoriza dietas pouco eficazes, opondo-se àquelas cuja eficácia reapresenta uma ameaça para sua prosperidade.

Desse modo, os lobbies deram um grande apoio às dietas baseadas na contagem de calorias. Após cinquenta anos de fracasso, começamos a descobrir que não são performativas.

O conceito de contagem de calorias se baseia em uma afirmação dogmática:

"Todas as calorias são iguais, independentemente de sua origem." **Qualquer médico sabe que essa afirmação é falsa.**

No entanto, ao ser repetida incessantemente, como se fosse verdade, uma afirmação falsa pode, de fato, acabar se tornando "verdade".

Durante cinquenta anos afirmou-se, contra a evidência dos fatos, que 100 calorias de peixe valem 100 calorias de açúcar. E os médicos que defendiam isso não podiam ignorar que o diabetes tem a ver com o caráter tóxico do açúcar e não com as calorias; que 80% dos diabéticos estão com sobrepeso e, principalmente, que a insulina se livra do açúcar transformando-o em gordura.

Atualmente, esse dogma das calorias, que paralisou a luta contra o sobrepeso e os açúcares invasivos, começa a perder crédito. Hoje, finalmente, as instâncias sanitárias começam a revisar sua própria posição, conscientes de sua responsabilidade e pressionadas pela Organização Mundial da Saúde. Isso seria um motivo de alegria, mas uma atitude ainda mais perniciosa está em jogo. Entendendo que sua posição em favor da dieta das calorias começa a se tornar insustentável, não é mais a escolha da dieta que se discute, mas simplesmente sua recusa pura e simples. "As dietas não servem para nada!"

Foi graças a isso que um dos maiores críticos americanos das dietas pôde lançar sua publicidade onipresente na França: "Chega de dietas." Muitos de fora da medicina entraram na onda: *coaches* esportivos, blogueiros que prometem fazer pessoas perderem dezenas de quilos sem se privar de nada.

É o caso do discurso formulado por certos psicólogos, que defendem que controlar a alimentação tem a ver com maltratar a si mesmo, que a "restrição cognitiva" ou a ortorexia podem levar a graves consequências no estado mental. Na visão deles, para emagrecer, bastaria "ouvir as próprias sensações" e diferenciar a vontade de comer e a fome real; ou, ainda melhor: aceitar o próprio peso.

Quando precisamos emagrecer e não temos motivação, é agradável ouvir que fazer uma dieta ocasiona frustrações e explosões compulsivas que, sozinhas, são as grandes responsáveis pela epidemia do sobrepeso e da obesidade. O poder dos defensores do açúcar é tão grande que, sem medo, veiculam a ideia ridícula de que 2 bilhões de pessoas em sobrepeso e meio bilhão de diabéticos foram vítimas de um esforço para emagrecer. Onde colocamos os 20% de pessoas que emagreceram e que não engordaram novamente, cinco anos depois?

Outro conceito, ainda mais hábil, surgiu há alguns anos: o do **equilíbrio**. Para emagrecer, bastaria alimentar-se de maneira equilibrada: "Um pouco de tudo, mas com moderação."

Quem pode se opor a um conceito tão nobre e inatacável quanto o equilíbrio? Enquanto isso, aqueles que ajudaram os obesos a emagrecer e que os conhecem sabem que ninguém engorda por ter errado na escolha dos alimentos, mas escolhendo-os em sofrimento e sem ignorar que tais alimentos engordam. Isso se chama compulsão. Os que são atingidos pela compulsão sofrem pelo sobrepeso, mas sofrem ainda mais por terem de se privar dos alimentos que engordam.

Comer de maneira equilibrada e saudável é recomendável. Esse tipo de alimentação sem dúvida permite a estabilização de um peso já equilibrado, mas não tem, em hipótese alguma, a capacidade de fazer emagrecer. Seria extremamente inconveniente propor tal tipo de alimentação a um obeso.

Há cinco anos, no país onde a obesidade e o diabetes mais preocupam — os Estados Unidos —, vozes de interventores de alto nível científico elevam-se para fazer com que suas posições sobre os perigos do açúcar sejam mais conhecidas.

Entre eles, há o professor Lustig, professor de endocrinologia pediátrica na Universidade da Califórnia — provavelmente, a pessoa que mais pesquisou sobre o açúcar e a frutose, as quais considera um veneno. **"O açúcar", diz ele, "é o grande culpado pela obesidade explosiva no país. O açúcar envenenou a alimentação e desestabilizou a biologia das pessoas."**[14]

---

14. http://www.youtube.com/watch?v=dBnniua6-oM

As campanhas continuam exercendo uma pressão surda em seu trabalho e, ainda mais, na repercussão de seu combate. No entanto, torna-se cada vez mais difícil ocultar a gravidade da epidemia americana: o surgimento do diabetes em crianças e adolescentes. O professor Lustig tem uma voz, uma estatura científica de alto nível e um carisma que lhe conferem a confiança do público e uma imunidade da qual nem Yudkin, Atkins e Montignac puderam se beneficiar. Em um país em que os interesses têm um poder tão surpreendente, o professor ousa dizer: "A indústria alimentar tem as mãos livres para colocar a quantidade de açúcar que quiser em todos os alimentos que desejar. E esse é o problema."

Sua proposta ultrapassa o problema da obesidade ou do diabetes, que considera como elementos de um receptáculo ainda maior: o da síndrome metabólica. Pediatra, o professor Lustig concentra sua ação no escândalo de uma alimentação que atinge o ser humano desde tão cedo. Para ele, o açúcar e a frutose são o "álcool da criança", pois alteram profundamente a estrutura e o funcionamento do fígado, da mesma maneira que o álcool destrói o fígado cirrótico de um alcoólatra.

A síndrome metabólica, que toca a criança de maneira cada vez mais frequente, agora reagrupa o sobrepeso abdominal (a barriga), a hipertensão, o excesso de colesterol, os triglicerídeos e a esteatose hepática, o fígado gordo e o diabetes. Lustig prevê que uma terrível epidemia de infartos acontecerá a essas crianças quando forem adultas.

Muito recentemente, o professor realizou um estudo que procurava confirmar o papel dos açúcares escondidos da alimentação nessa patologia metabólica que "abate" a criança.

Para tanto, sua equipe selecionou crianças obesas e que consumiam açúcar e frutose em excesso e que, além da obesidade, apresentavam hipertensão arterial, glicemia em jejum, colesterol, triglicerídeos, insulinemia e enzimas hepáticas muito elevados.

A dieta dessas crianças foi construída com base na redução ou substituição de açúcares de frutas, cereais, pão e massas, **mas sem modificar o número de calorias absorvidas por elas.**

Após apenas nove dias de dieta, o benefício já era notável. Sem nenhuma perda de peso, todos os parâmetros obtiveram melhorias. A pressão arterial diminuiu, a glicose e a insulina do sangue foram drasticamente reduzidas, os triglicerídeos desmoronaram, o colesterol ruim diminuiu enquanto o bom se elevou, e o fígado teve sua massa reduzida e seus marcadores biológicos melhorados.

Assim, o estudo confirma que nem todas as calorias são iguais e que apenas aquelas com "açúcar adicionado" são responsáveis por distúrbios metabólicos que levam ao diabetes, à obesidade e à esteatose hepática.

A comprovação do professor Lustig tem impressionante clareza, apesar da complexidade do assunto. Aconselho vivamente que você assista ao *Sugar: The Bitter Truth* no YouTube. Desde seu lançamento, em 2009, já teve mais de 7 milhões de visualizações.

Ao terminar sua demonstração, a lição se resume a oito palavras: Cuidado com o açúcar e com a frutose.

Como pediatra, Lustig estima que quanto mais jovem é a criança, maior é o risco da exposição ao açúcar e à frutose, e mais necessária a prevenção.

É nesse sentido que me identifico com sua mensagem e com seu engajamento, do qual compartilho o essencial. Em 1969, escrevi minha primeira obra sobre a dieta, que acabou levando meu nome e cujo fundamento teórico se baseia na eliminação dos açúcares.

Atualmente, pretendo ir ainda mais longe, encarando o problema desde sua raiz e pedindo às mulheres grávidas que reduzam, durante os meses mais sensíveis de sua gestação, a exposição aos açúcares para a criança a quem estão prestes a dar vida.

Capítulo 6

A genética da alimentação humana

O que dizem os nossos genes sobre a nossa alimentação e o funcionamento do nosso pâncreas?

A resposta é altamente técnica, e para explicá-la com clareza gostaria de abordá-la referindo-me ao significado e à definição de uma espécie e o que esta deve à sua genética.

Cada espécie é determinada por um material genético que a diferencia das demais. A nossa se diferencia da genética de todos os outros seres vivos, pois nos dá a faculdade de criar cultura e de nos adaptar à maior parte das situações. No entanto, o fundamento de nossa humanidade continua sendo o santuário genético.

Não pense que esse assunto é uma simples informação científica: trata-se de um dado decisivo na gestão da vida, no estabelecimento de referências; trata-se de evitar a doença e buscar a felicidade. Vejamos.

Por mais surpreendente que possa nos parecer atualmente, durante muito tempo pensava-se que todas as espécies haviam sido criadas juntas e ao mesmo tempo. A história atual das espécies vivas ou desaparecidas desde o surgimento da vida na Terra tem o nome de Evolução das Espécies. Seu autor, Charles Darwin, estabeleceu, em 1859, a ideia herética de que as espécies se sucediam e evoluíam, desde a aparição da vida dos primeiros vírus até o homem.

Desse modo, toda espécie precede uma mais antiga, a qual substituiu e da qual se desligou. A separação é consumada, e a prova da autonomia da nova espécie se deve ao fato de que seus membros não podem mais se reproduzir com os da antiga.

Ninguém sabe qual é o sentido e o objetivo seguidos pela evolução, mas observa-se que esta segue de maneira cada vez mais complexa. Por que uma espécie se segue à precedente? Para obter melhor adaptação ao meio ambiente, para estar mais apta à sobrevivência e perpetuar esse projeto, que ultrapassa a ciência e leva a vida a um destino desconhecido.

A quem possa interessar, a evolução avança graças aos erros na transmissão do DNA de um indivíduo àqueles que dele descendem. Cópias maltransmitidas geram o que se costuma chamar de mutações genéticas, habitualmente mudas e compartilhadas por toda a população.

Se um evento exterior ao qual a espécie está mal-adaptada acontece, os membros que carregam as mutações capazes de encará-lo serão favorecidos em sua sobrevivência. Uma vez que se reproduzem mais que seus contemporâneos, transmitirão mais facilmente tais mutações à sua descendência e acabarão por se separar do corpo da espécie inicial e fundar uma nova.

O que diz o código genético dessa nova espécie inscrita no mármore do DNA de cada um de nossos membros? Antes de mais nada, nos diz:

"Eis o que o distingue dos membros de outra espécie. É com isto que você se parecerá. Você terá olhos de tal forma ou de tal cor, pulmões ou brânquias, pele, escama ou plumas etc."

Ele também diz: "Eis como seu corpo funcionará, como seu coração baterá, como haverá de respirar, como controlará sua temperatura corporal e milhões de outras funções que funcionarão sem que você sequer queira ou saiba."

E depois: "Eis como você virá ao mundo. Em um ovo, em uma bolsa de canguru ou em uma matriz mamífera. E seu desenvolvimento ao longo da embriogênese será realizado de acordo com um procedimento extremamente preciso e orquestrado."

Ao longo de tal planificação, um elemento se mostra fundamental. Todos os animais do mundo, inclusive os últimos primatas antropoides, vivem de acordo com os mandamentos da programação da espécie.

Entre os animais sociais, a vida em grupo é perfeitamente formulada segundo o código da espécie. Um macaco ou um ganso selvagem são monogâmicos, os babuínos vivem em haréns, os lobos vivem em alcateias, a pantera é solitária. Até o número de indivíduos que compõem o grupo ou a sociedade é previsto com antecedência.

O homem não escapa a essa imponente construção. Justamente, tal construção faz com que ele seja como é hoje, e não como um dos inúmeros pré-humanos e humanos que o precederam.

Aqui, chego a dois fatos que nos dizem respeito: a gestação humana — a sua, em particular —, assim como a formação do pâncreas humano — o do filho que você está carregando.

Tudo é minuciosamente definido pela gestação, como uma partitura musical lida e interpretada há milhares de anos.

A gênese do pâncreas é apenas um momento dessa partitura.

Isso significa que o processo da gestação de uma mulher de Cro--Magnon que viveu há 40 mil anos era, em todos os aspectos, semelhante ao da mulher de hoje. A cada semana, o embrião — e, em seguida, o feto — sofria modificações que o levavam ao nascimento. Ou seja, o papel e as funções do pâncreas já foram definidos desde a origem do homem, há 200 mil anos, e permanecem os mesmos. **Para ser ainda mais claro: o pâncreas da criança que você carrega haverá de seguir, vírgula por vírgula, o mesmo plano de formação que o da criança das cavernas.**

Se evoco esses fatos, é para que você compreenda que o pâncreas é o agente quase exclusivo do controle de açúcares e da estocagem de gorduras e não está, de modo algum, adaptado a como nos alimentamos atualmente. O pâncreas não é um órgão propriamente humano; existe em todos os mamíferos selvagens que, como o homem, por natureza, nunca conheceram os "açúcares refinados". Pode-se resumir isso tudo dizendo que o plano de funcionamento do pâncreas animal ou humano não foi programado para tratar tais açúcares, e, ainda menos, na quantidade em que o consumimos.

Desse modo, a violência do choque entre o pâncreas original e a alimentação atual culmina no momento do nascimento desse órgão. E é você, através da escolha dos alimentos que vai consumir ao longo da gravidez, que detém a possibilidade de atenuar ou amplificar o choque.

Se considerarmos que a genética rege nossa fisiologia e que esta é adaptada a certo tipo de alimentação, **é urgentíssimo proteger o pâncreas no momento em que ele está se formando no ventre materno.**

Tomemos outro exemplo da relação entre a genética e o ambiente cultural. O leite materno de um mamífero varia em função da espécie. Os leites da burra, da vaca, da mulher ou da macaca são, todos, diferentes. Quando a mamadeira começou a ser uma concorrência ao seio materno, os pediatras intervieram. A opinião dos cientistas americanos e europeus diferia a respeito da composição do leite, e particularmente quanto ao teor de proteínas ao contrário dos pediatras do Velho Continente.

Depois de décadas de confrontos, os médicos se deram conta de que o leite mais adaptado ao pequeno humano era, simplesmente... o de sua mãe. Assim, os fabricantes criaram os leites maternos industriais, estabelecendo um consenso entre todos. Ao mesmo tempo, pôde-se ver, nas praias do desembarque da Normandia, os americanos medindo 10 centímetros a mais que os franceses.

Uso esse exemplo porque ele mostra claramente que, se alguns gramas de proteínas a mais ou a menos na composição do leite que a criança consome são capazes de criar tais diferenças, não há dúvida de que existe um modelo de alimentação humana. Por isso, imploro a você que se lembre disso durante os seis últimos meses de sua gravidez, e, mais ainda, ao longo do quarto e do quinto meses, que são os mais determinantes.

O grande Rift e a hominização

Eu poderia não ter feito este parágrafo, mas a tentação foi grande demais. Preciso falar sobre esta que foi descrita como "a mais bela história do mundo". E, além do mais, ela faz parte da minha argumentação.

Como nos tornamos humanos?

A ação se passa na África, há mais ou menos 8 milhões de anos. No centro desse continente, perto da linha do Equador, encontra-se a floresta equatorial, com sua espessa e exuberante vegetação. Entre as espécies de macacos que ali habitam e coexistem, vive um macaco antropoide muito evoluído, que dará nascimento a duas linhagens: a do chimpanzé e a do homem. Por enquanto, ao abrigo dos predadores, ignorando tudo a respeito de sua ilustre descendência, ele se alimenta, essencialmente, de vegetais e frutas.

Nesse pequeno mundo tranquilo, um terremoto cataclísmico abate a África, como um gigantesco golpe de sabre. A falha nascida do terremoto é o grande Rift, que separa o continente africano em duas partes, das quais uma, a leste, que permanece, e outra, a oeste, que desmorona.

A floresta segue o movimento e vê-se separada em uma parte baixa e uma parte alta, formando degraus de uma escada.

Os ventos portadores de nuvens e de umidade continuarão regando a parte baixa, mas terão de interrompê-lo no degrau de desnível, o que priva a parte alta da água das chuvas. À esquerda, embaixo (a oeste e ao sul), a floresta, que continua a ser bem-regada, conserva sua densidade. À direita e ao alto (a leste e ao norte), a seca instala-se e a vegetação desaparece, tornando-se uma savana.

Os macacos que viviam na parte que permaneceu como uma floresta continuam a ser o que eram. Os da savana, privados de árvores e frutos, encontram-se no solo, em meio a altas ervas, que lhes escondem o horizonte.

Entre os recém-chegados à savana hostil, sobreviveriam apenas os portadores de mutações latentes, à qual poderiam se adaptar. Foi o caso dos que conseguiram se alimentar de carne animal, viver em grupo para se defender dos predadores, caçar. Eles possuíam uma represa que lhes permitia, bem ou mal, manter-se de pé para ver por cima das ervas altas.

O fato de estar de pé, imposto pelo instinto de sobrevivência, foi o grande motivador para abrir o caminho de nossa sobrevivência. A cabeça se equilibrava sobre as primeiras vértebras do pescoço, como uma bola de bilboquê. Ela não precisava mais ser mantida na horizontal pelos poderosos músculos que envolviam a base do crânio. Liberto, o crânio pode se desenvolver para trás, abrindo o caminho para o aperfeiçoamento do cérebro.

As mãos livres tornaram-se instrumentos de exploração e de motricidade fina. Mãos e cérebro começaram a comunicar-se, até o momento em que se pôde pegar uma pedra com a palma das mãos e lançá-la sobre uma presa ou um predador.

Enquanto os macacos da parte baixa da floresta evoluíam muito lentamente, até se tornarem chimpanzés, na savana nasciam as primeiras espécies pré-humanas. Isso aconteceu há cerca de 7 milhões de anos, com a aparição do célebre Pitecantropo.

Em seguida, o lugar foi sendo cedido, de espécie a espécie, até chegar ao homem de Neandertal e a duas ou três outras espécies, que foram, todas, substituídas.

Ao longo dessa emergência, o cérebro do chimpanzé passou de um volume próximo de 100 centímetros cúbicos e algumas centenas de milhões de neurônios, até chegar aos nossos 14 bilhões de neurônios e 1.400 centímetros cúbicos.

Para além desse número de neurônios está a interconexão através de uma fiação de complexidade ímpar que deu nascimento à consciência refletida humana, e que hoje nos permite não apenas pensar mas termos consciência de fazê-lo.

Foi assim que, em pouco menos de 200 mil anos, nos tornamos os atuais representantes do homem atual, o *Homo sapiens-sapiens*. Os pré-historiadores e os antropólogos já nos deram inúmeros dados científicos sobre seu modo de vida e sua ocupação progressiva em todo o planeta.

Desde o momento em que a espécie se tornou madura, de geração em geração, seus membros, até nós, vieram ao mundo com um equipamento genético e uma adaptação a um modo de vida que não mudou: o do "caçador-colhedor".

Certamente, a espécie continuou a evoluir, especialmente ao adotar a cor de sua pele, seus cabelos e alguns detalhes de sua fisiologia, como a tolerância à lactose. No entanto, em essência, permaneceu fundamentalmente a mesma.

Após 190 mil anos caçando, colhendo e colonizando o planeta, o homem se tornou sedentário e descobriu a criação e a cultura. Desse modo, passou os últimos 10 mil anos da existência da espécie em modo de civilização.

Contei a você essa bela história não por sua beleza, mas para que você entenda que tendemos a querer esquecê-la, mesmo sendo ela de grande importância para vivermos de acordo com nossa programação: o fato de **nossa humanidade nativa ser a do caçador-colhedor**. Tornar-se um ser humano atual demanda um longo trabalho, que ocupa praticamente os 20 primeiros anos de vida e termina por absorver uma cultura que, muitas e muitas vezes, vai contra a natureza.

Por outro lado, tudo o que diz respeito à nossa fisiologia e ao funcionamento do corpo é mais contrário às mudanças, graças às nossas prescrições genéticas. Para compreender bem esse longo processo, repito o exemplo da respiração. Ao longo do dia, e, mais ainda, à noite, você respira automaticamente e sem pensar no que está fazendo. No entanto, você também tem o poder de interromper tal automatismo para parar de respirar. É um caso interessante, pois mostra o confronto entre a natureza e a cultura de maneira extremamente clara. Como se trata de sua sobrevivência, muito rapidamente, a natureza impõe seus direitos e lhe causa um sofrimento tão grande que você deve, mais cedo ou mais tarde, lhe dar razão. Podemos dizer a mesma coisa sobre o sono: é possível refreá-lo, mas ele também se impõe.

O mesmo acontece com **qualquer modo de vida humana em meio hostil**, muito afastado de seu modelo natural. Falo do modelo consumista que agride um grande número de seres humanos. Dentro desse modelo, para muitos, não há felicidade. Minha experiência junto a pessoas com sobrepeso me fez observar e compreender o mal-estar geral causado pelo afastamento dos fundamentos básicos da realização natural. Tal afastamento e o sofrimento consequente podem, como uma respiração bloqueada, ser tolerados. No entanto, mais uma vez aqui, a natureza retoma seus direitos e impõe uma necessidade de compensação. Essa é, no território em que opero, a raiva na alimentação. Uso a palavra "raiva" pois frequentemente ela se manifesta de maneira compulsiva. É por isso que luto e me oponho aos psicólogos que pregam uma alimentação equilibrada. Não se pode pedir a uma pessoa que está se afogando que respire calmamente e de maneira equilibrada.

Nosso mundo é tão agitado e nos solicita tanto que nem sempre temos consciência das imensas mudanças ocorridas ao longo da última metade do século. Entre essas mudanças, uma das que conheço melhor é a da alimentação. A indústria agroalimentar e sua distribuição alteraram a oferta alimentar, que se tornou não apenas mais variada, mas também mais sedutora e viciante. Contudo, nosso sistema de digestão e de assimilação e nossos metabolismos continuam os mesmos: os da origem. Foi esse confronto entre uma natureza inamovível e uma cultura desenfreada que, ao longo desses mesmos últimos cinquenta anos, propagou doenças de civilização. No primeiro lugar da fila, temos a "diabesidade", um reagrupamento do sobrepeso, da obesidade e do diabetes.

Mesmo que tais doenças estejam ligadas à abundância alimentar, não é tanto a quantidade global de alimentos que está em causa, mas apenas os alimentos não humanos, ricos em "açúcares" ou os carboidratos processados que ultrapassam os limites de nossa fisiologia e ocasionam graves consequências à saúde.

Na medida em que instância sanitária alguma jamais conseguiu reduzir o consumo desses alimentos, uma vez que a demanda é cada vez maior e a oferta mais abundante, todos esses "açúcares" convergem para uma única barragem que resta: o pâncreas e sua secreção de insulina.

Para sustentar tal demanda e manter sua própria proteção, o pâncreas deve estar saudável, sólido e ser de boa qualidade. A solidez depende das condições de nascimento e da formação inicial do órgão.

Como o pâncreas nasce e se constrói durante a vida intrauterina, é essencial que essa formação não seja prejudicada por uma presença excessiva de carboidratos invasivos. Infelizmente, hoje em dia, as mulheres grávidas alimentam-se como o restante da população. A quantidade maciça de açúcares gera exatamente o inverso da solidez necessária ao pâncreas: uma vulnerabilidade nativa aos açúcares, que será agravada ao longo da vida.

Apesar disso, ao mesmo tempo que a epidemia do sobrepeso e do diabetes ganha cada vez mais espaço, uma parte considerável da população consegue escapar de tais doenças, provando, assim, que dispõe de um pâncreas que, por sua vez, escapou da vulnerabilidade.

O objetivo deste livro é, além de lhe dar informações e convencê-la das bases da minha proposta, sugerir um plano preciso de alimentação ao longo dos seis últimos meses de sua gestação. O plano protegerá o pâncreas de seu filho e o prevenirá da implantação dessa vulnerabilidade.

É preciso lembrar que, se você for uma mãe grávida hoje, tem boas chances de ter entre 25 e 35 anos e, a sua mãe, entre 50 a 55 anos. Isso significa que, quando sua mãe nasceu, por volta de 1965, a prevalência da obesidade era de 3%. Hoje, a porcentagem aumentou para 18% e espera-se que chegue a 25% em 2020. Ou seja, em trinta anos, dobrou, a cada duas décadas, desde 1965.

Basta perguntar à sua avó para saber que ela não se alimentava como você na época de suas gestações e que a diferença não tem a ver com a quantidade de alimentos ricos em proteínas ou lipídios, mas com a profusão atual de carboidratos invasivos industrializados.

A partir do momento em que nos conscientizamos e compreendemos a responsabilidade desse novo modelo alimentar, **devemos proteger o feto no momento extremamente decisivo em que nasce e se forma seu pâncreas.** Para tanto, é preciso investigar profundamente a evolução da alimentação humana e saber como se alimentavam as mães grávidas ao longo dos 190 mil anos que precedem a civilização e, em particular, durante os cinquenta últimos anos.

A teoria de Cordain: 229 espécies de caçadores e coletores avaliadas

Em 2000, uma equipe americana começou a realizar a mais vasta síntese atual sobre a alimentação dos caçadores-coletores que viveram ao longo do século XX em condições naturais. Tal síntese serviu para completar e confirmar os dados recolhidos pelos pré-historiadores a partir de vestígios arqueológicos.

O estudo visava avaliar a alimentação de 229 populações distintas, isoladas e que viviam em diferentes continentes, com o intuito de encontrar suas constantes alimentares. Partindo do fato de que, no plano alimentar, o que varia de um grupo para outro é cultural e que o que é invariável e universal é natural, eis o que tais estudos trouxeram como resultado:

Em média, para todas as populações estudadas, $2/3$ das calorias consumidas eram de origem animal e $1/3$, de origem vegetal. Estudemos melhor essa média para chegar aos compartimentos nutricionais de sua alimentação.

Dessas populações, 20% consumia *apenas* produtos provindos da caça e da pesca, ou seja, praticamente nenhum vegetal e, logo, nenhum carboidrato. Apenas proteínas e lipídios.

Nenhuma população estudada era exclusivamente vegetariana.

Para ficar mais claro, eis a comparação da alimentação do caçador--coletor primitivo e da alimentação do homem de hoje:

Proporção de três nutrientes	Proteínas	Lipídios	Carboidratos
Alimentação ocidental atual	15%	33%	52%
Alimentação do caçador--coletor	27%	43%	30%

De maneira clara, isso significa que o primeiro homem, o homem da natureza, sempre consumiu, onde quer que tenha vivido:
- duas vezes mais proteínas que o homem atual;
- 40% a mais de gorduras que nós;
- **quase a metade de carboidratos a menos que nós, mas principalmente sem nenhum carboidrato rápido e, menos ainda, processado e refinado.**

O mais importante a se entender é que não apenas o homem primitivo consumia poucos carboidratos, mas que os carboidratos que consumia estão entre os mais lentos da Criação. O homem primitivo podia, eventualmente, consumir carboidratos em bagas ácidas e gramíneas selvagens, repletas de fibras. Os raros carboidratos consumidos por ele são ainda mais lentos que aqueles que atualmente consideramos "açúcares lentos".

Anteriormente falei sobre os inuítes, a respeito da felicidade. Esses esquimós viviam em territórios gelados em que nenhum vegetal nascia durante o interminável inverno. Paul-Émile Victor, que hibernou com eles, conta como, à chegada do verão, podiam comer vegetais novamente. "Eles recolhiam brotos de legumes selvagens como a angélica e, principalmente, as airelas, a única fruta produzida pela terra na Groelândia. Faziam as próprias conservas com óleo de foca, em provisão para o inverno."[15] Isso confirma que é possível viver sete

---

15. Jean Guillaume, *Ils ont domestique plantes et animaux. Prélude à la civilisation*, Quae éditions, 2011.

meses por ano passando a maior parte do tempo caçando, em condições particularmente hostis e, mesmo assim, preservar a temperatura do corpo e a atividade cerebral apesar das temperaturas extremas, sem ingerir qualquer outro carboidrato que o contido nas focas.

Hoje, temos calefação e somos extremamente sedentários. No entanto, contra todo bom senso e lógica científica, continuamos recomendando uma ração alimentar composta de 55% de carboidratos.

A conclusão desse estudo é que os homens, por natureza, quaisquer que sejam os alimentos permitidos por seu clima e sua cultura, respeitam instintivamente uma proporção similar dos três nutrientes universais.

Se aceitarmos o fato de que nossos genes comandam nossa fisiologia e nosso metabolismo, se aceitarmos que eles orientam nossas escolhas, nossas necessidades alimentares e metabólicas, **a alimentação do homem primitivo, em seu primeiro frescor, deve ser para nós a melhor fonte de referência alimentar.**

A universalidade desse estudo nos mostra que as primeiras condições da alimentação humana foram modificadas com a chegada da civilização. Ao se apropriar da pecuária e da agricultura, a alimentação humana abria-se aos alimentos ricos em carboidratos, aos cereais, como o trigo, o arroz ou o milho. No entanto, tais cereais, ainda próximos de seu estado selvagem, eram consumidos em seu estado natural.

O aumento do consumo de carboidratos modificou pela primeira vez a proporção áurea da repartição dos três nutrientes: proteínas, lipídios e carboidratos. Contudo, o complemento de carboidratos impunha ao pâncreas uma carga de trabalho também complementar, sem ultrapassar seus limites.

Com a introdução da cultura dos cereais, o consumo de carboidratos se estabilizou durante milênios, tanto no plano quantitativo quanto no qualitativo.

A verdadeira e aterradora transgressão da alimentação humana apareceu quando a indústria, a economia e a publicidade se aliaram

para criar, fabricar e promover carboidratos industrialmente transformados, refinados e concentrados. A grande difusão de tais alimentos levou a duas grandes consequências sanitárias.

Por um lado, o pâncreas passou a ser excessivamente solicitado. A insulina secretada, submergida pelo fluxo de glicose, não teve outra escolha senão neutralizá-la, transformando-a em gordura.

Por outro lado, houve uma irrupção maciça de carboidratos, muito concentrados. Desse modo, alimentos inventados pelo homem e não previstos por nossa genética, como o açúcar de mesa e a farinha branca modificada, passaram a inflamar os circuitos cerebrais de recompensa, produzindo uma forte sedução e um vício para o consumidor.

Para compreender o efeito produzido pelo refinamento e a concentração ativa dos alimentos ricos em carboidratos, basta pensar na uva transformada em vinho ou no alambique transformado em álcool após o processo de fermentação. Dando um exemplo ainda mais demonstrativo, o caso da beterraba, um legume perfeitamente inofensivo que, graças à concentração industrial, torna-se açúcar branco.

É preciso fazer a distinção entre o alimento que nutre e satisfaz e aquele que intoxica e transporta. O objetivo do produtor é fazer o máximo possível e com o menor custo, para gerar a melhor margem de lucro. A fim de atingir esse objetivo, deve produzir alimentos intensos e viciantes, para fidelizar os consumidores.

Para concluir, eu lhe apresentei sucessivamente o papel e o funcionamento do pâncreas e seu papel como regulador do teor de açúcar no sangue. Lembre-se de que, com a ausência do pâncreas e da insulina, uma dose superior a 10 gramas de glicose por litro de sangue leva à morte. Ora, hoje em dia é praticamente um hábito consumir mais de 100 gramas desses açúcares invasivos. **Para enfrentar esse perigo vital permanente, o pâncreas assume, pela primeira vez no reino animal, um papel de "transformador de açúcar em gorduras".**

Neste capítulo quis percorrer com você os 200 mil anos de vida da nossa espécie.

Durante os primeiros 190 mil anos, demonstrei que o consumo de carboidratos era muito baixo e sem qualquer consequência para o pâncreas.

Dos últimos 10 mil anos passados em modo de civilização, 9.950 anos apresentaram o homem consumindo carboidratos não processados, com um crescimento tolerável do trabalho do pâncreas.

As últimas cinco décadas introduziram uma verdadeira ruptura no modelo alimentar humano, com o nascimento dos carboidratos industriais e seu crescimento exponencial. Tal explosão aconteceu ao longo dos anos 1965-1970, quando a luta se concentrava no consumo de gorduras e deixava as portas abertas para os açúcares.

Foi nesse momento que o pâncreas humano adulto se tornou um órgão estafado e ameaçado. Mas a ameaça se tornou "requintada" quando passou a ser exercida no pâncreas que nascia e na formação do feto.

No capítulo seguinte vou lhe apresentar um monumento da ciência que revoluciona a biologia. Atualmente, trabalhos apaixonantes decifram fatos que imaginávamos impossíveis há pouco menos de trinta anos. **Eles revelam que o meio ambiente é capaz de intervir na expressão de nossos genes.** Essa intervenção pode se expressar ao longo de toda a vida, mas ainda mais fortemente no momento do crescimento de um indivíduo e, sobretudo, no momento mágico em que a repartição genética humana acontece, durante a vida intrauterina.

Capítulo 7

A epigenética

Eis-nos aqui: chegamos ao momento em que as informações semeadas ao longo dos capítulos anteriores hão de se unir e se organizar para dar sentido e clareza ao projeto que quero lhe apresentar e o qual quero tanto que você adote.

Comecei por apresentar a terrível ameaça representada pelo sobrepeso atrelado ao diabetes. Em pouco menos de duas gerações essas doenças anteriormente ocasionais tiveram grande aumento e se tornaram uma epidemia da civilização, a causa primeira de mortalidade no mundo.

Até o presente momento, para tentar explicar o problema, as instâncias sanitárias sempre evocaram tautologias simplistas: "comer demais" e "se mexer pouco".

O balanço contábil das calorias não explica para além de como se engorda, assim como as *razões* do alcoolismo pelo *fato* de bebermos muito álcool.

Eu quis levá-la ao porquê profundo e obscuro do sobrepeso e do diabetes, o que faz sentido e pode ajudar a nos defendermos de tais doenças.

Esse porquê exprime-se em dois eixos distintos: o primeiro é o social, e o segundo, o nutricional.

O eixo social: a vida atual, em modo consumista, é a mais rica, a mais estimulante e inovadora que já foi oferecida por uma sociedade humana. No entanto, é fundada pela economia e só pode sobreviver se o consumidor consumir. Para incitá-lo a tanto, ela cria uma cultura fascinante que, cinicamente, o afasta de suas necessidades profundamente humanas em proveito de necessidades artificiais.

Agindo dessa maneira, o modo de vida em questão se afasta do modelo natural inicial. Tornou-se artificial e frio, o que resulta em uma verdadeira doença da busca pela felicidade e na automedicação pelo alimento e pela diversão.

O eixo nutricional é ligado à invasão recente dos alimentos produzidos pela indústria, cada vez mais processados, extremamente refinados e ricos em "açúcares". Essa oferta excede as capacidades de um pâncreas programado para um tempo em que tais alimentos simplesmente não existiam.

Meu terceiro capítulo foi todo dedicado a esse pâncreas e à sua secreção, a insulina. Tal órgão encontra-se no centro de minha demonstração e do projeto ao qual me dedico e que tanto me fascina. É essencial que você entenda o papel dele e sua responsabilidade no sobrepeso e no diabetes, a fim de se proteger e, principalmente, proteger o filho que carrega ou vai carregar.

O que posso dizer é que, **se seguir este plano, seu filho estará mais bem-equipado e mais protegido contra o sobrepeso e o diabetes. E se muitas mulheres o seguirem, tenho certeza de que os primeiros resultados aparecerão bem rápido.**

Dediquei meu quarto capítulo a um evento à altura de qualquer *thriller* ou dos melhores romances de aventura: a aparição de nossa espécie. Um caminho longo e fascinante, iniciado no coração da floresta equatorial africana, que nos levou do último macaco ao primeiro homem e, em seguida, de espécie em espécie, até você e eu, dois *Homo sapiens*. Ao longo de toda essa traietória, passamos de pré-humanos a humanos que se alimentavam, principalmente, de proteínas e lipídios. No que diz respeito aos carboidratos, em 7 milhões de anos, nada além de legumes, folhas ou raízes foi consumido. E durante três temporadas muito breves, bagas e gramíneas selvagens.

Isso equivale a dizer que, como é regra em qualquer lugar onde há expressão de vida, nossos órgãos são coerentes com suas funções, e nossa necessidade de carboidratos é marcada pelo selo dessa frugalidade natural.

Um ponto de confirmação: se as proteínas e os lipídios são dois nutrientes vitais, o que é atestado pela existência de aminoácidos essenciais e de ácidos graxos igualmente essenciais, "sem os quais morreríamos", **não existe um único carboidrato essencial.**

Mais particularmente, isso diz respeito ao nosso pâncreas, oriundo de um mundo sem açúcar e que, atualmente, deve enfrentar a invasão dos piores e mais violentos carboidratos, que os neurologistas chegam a considerar como drogas.

Guarde o que vou dizer na memória como uma chave para a vida. Na ausência do pâncreas — o que é o caso dos diabéticos dependentes de insulina —, a glicose no sangue é:
- prejudicial a partir de 1,40 grama por litro;
- para além de 10 gramas por litro, é simplesmente letal.

Para combater essa nova ameaça, o pâncreas humano tenta adquirir uma função para a qual não foi concebido: passar a vida em luta contra um veneno mortal com a astúcia de um verdadeiro soldado, desativando-o e transformando-o em gordura.

Atualmente, de maneira muito, muito lenta, como foi o caso do tabaco, a influência da indústria do açúcar branco e da farinha branca começa a ceder, embora ainda represente grande pressão contra as dietas pobres em carboidratos invasivos.

Atualmente, a epidemia do sobrepeso e do diabetes no adulto se manifesta da seguinte maneira:
- uma invasão de açúcares industrialmente processados;
- um pâncreas arcaico e sobrecarregado;
- uma espécie com uma longa história e que só passou a ter contato com os carboidratos a partir da civilização e com os "açúcares" há apenas 50 anos;
- uma necessidade de açúcar para "ter bem-estar em um mundo difícil", uma maneira eficaz de equilibrar a falta de realização pessoal, mas que engorda muito.

Tais elementos, em conjunto, fazem sentido, mas não podem, **de maneira alguma**, explicar a amplitude desmedida de tal epidemia.

Sete perguntas ainda permanecem sem resposta. Isso me levou a uma solução, a qual proponho em meu plano.

1. Antes de tudo, aquele que foi o primeiro estalo da minha reflexão e do projeto com o qual me engajo atualmente: como explicar o grande aumento do peso médio de nascimento do bebê humano, constatado entre 1970 e 2006?
2. Como compreender a impressionante velocidade da propagação de uma epidemia mundial que não pôde ser detida e afeta milhares de humanos? Parece-me impossível explicar uma invasão tão grande e tão rápida do sobrepeso usando o simples argumento das instâncias sanitárias, que diz que comemos demais e nos mexemos pouco.
3. Como compreender o aumento do diabetes gestacional, que começa na gravidez e que afeta a mulher grávida ao longo dos últimos meses de gestação?
4. Do mesmo modo, como explicar que, submetida a um contexto cultural alimentar comum, parte da população seja afetada e a outra não o seja?

5. Como interpretar a junção, atualmente óbvia, entre duas doenças anteriormente distintas, como a obesidade e o diabetes?
6. Como compreender que, na ausência de diabetes, os indivíduos não reajam de maneira igual diante da insulina? Por que, para uma mesma quantidade de açúcar consumida, alguns secretam mais insulina que outros?
7. O mesmo pode ser dito sobre a diferença de rapidez com a qual as células corpóreas de pessoas não diabéticas se tornam resistentes à insulina. Para algumas, isso nunca acontece. Para outras, acontece lentamente. Mas, para certas pessoas, cada vez mais numerosas, acontece de maneira muito rápida.

Foi assim que alguns pesquisadores e médicos exigentes e curiosos criaram a noção de "vulnerabilidade", cuja origem, anteriormente, não se compreendia...

Até o dia em que surgiu uma centelha, uma pista explicativa que, em uma geração, abalou um dos dogmas dominantes da biologia dos dois últimos séculos: a epigenética, que será o assunto deste capítulo.

Tudo começou há trinta anos, com um médico epidemiologista inglês, o Dr. David Barker. Ele usou uma grande população para mostrar que **o risco de morte por infarto era relacionado muito mais ao peso de nascimento que a todos os demais fatores de risco adquiridos na idade adulta.**[16]

Foi a primeira vez que se estabeleceu uma relação entre um evento precoce da vida, o peso de nascimento, e o risco de saúde na idade adulta.

Àquela época, a proposta suscitou uma onda de protestos. Alguns disseram que a afirmação era um disparate, algo ridículo ou até mesmo loucura. No entanto, outros cientistas se interessaram pelo estudo, aprofundaram-no e confirmaram-no, conferindo-lhe grande impacto.

---

16. *Lancet*, 5 de outubro de 2013, vol. 382, n. 9.899, p. 1.170.

O que Barker dizia de tão inesperado? **Sua observação, puramente factual, mostrava que, ao longo da gestação, acontecia algo que tinha grande efeito no desenvolvimento do feto. Assim, seu peso de nascimento se alterava, dando-lhe uma vulnerabilidade a certas patologias em idade adulta e para o resto de sua vida.**

Uma nova ciência nascia, uma disciplina ardente e apaixonada à qual se deu o nome de epigenética. Desde então, a cada ano, cada vez mais pesquisadores seguiram nessa direção, a fim de explicar a origem das doenças de nossa civilização.

Uma infinidade de pesquisas e estudos epidemiológicos, tanto em animais quanto em seres humanos, confirmam que a alimentação da mãe e seu ambiente psicológico e emocional durante a gravidez aumentam a possibilidade de risco de que seu filho seja suscetível a uma das muitas doenças crônicas oriundas da civilização.

Genética e epigenética

Antes do nascimento da epigenética reinava solitariamente o monumento da genética. Esta reunia a evolução das espécies de Charles Darwin, as três leis da hereditariedade de Mendel, a descoberta dos cromossomos e a hélice dupla do DNA.

A teoria evolutiva de Darwin se baseava no desenvolvimento de três pequenos erros de transcrição do genoma para a geração posterior. Isso ocasionava mutações totalmente aleatórias, que apenas seriam conservadas caso se mostrassem benéficas para as gerações seguintes.

No entanto, essa evolução que avança em centenas de milhares de anos não pode se adaptar às mudanças rápidas e frequentes imposta pelo *zapping* do meio ambiente contemporâneo.

Desse modo, descobria-se que certas evoluções de ordem genética aconteciam em apenas uma geração, quando, normalmente, as evoluções precisariam de mais de cem gerações para acontecer.

Isso contradizia o dogma da impossibilidade de transmissão dos caracteres adquiridos. Descobria-se que eventos e pressões do meio ambiente podiam modificar a função dos genes.

O que é a epigenética?

É preciso entender a epigenética como um "peixe-piloto" do genoma.

Ao lado do navio-almirante, uma escolta alerta e ágil lhe permite adaptações rápidas, que seu volume e sua potência impediam.

O genoma é composto pelo DNA, uma hélice dupla cuja sequência é uma verdadeira biblioteca mensageira. Se a genética gera genes, a epigenética modula a ação de tais genes, mas sem modificar sua sequência. Desse modo, quando os genes são imutáveis na ausência de mutações profundas e estáveis, as modificações epigenéticas são reversíveis.

Tomemos um exemplo clássico. Em uma colmeia, todas as abelhas começam suas vidas em forma de larva. No entanto, entre elas, algumas se tornarão operárias, outras, combatentes, outras se tornarão coletoras e uma única entre elas será a rainha. Tudo isso acontece unicamente em função da maneira como são alimentadas.

Outro exemplo, ainda mais demonstrativo: um mesmo ovo de tartaruga se tornará um adulto macho ou fêmea em função da... temperatura da água.

Esses dois exemplos mostram claramente que a mensagem dos genes existe, mas que o meio pode modificá-la para adaptar-se às necessidades da espécie. Desse modo, o gene é o motor, enquanto o epigenoma é o leme e o amortecedor.

Pense em uma sinfonia de Mozart. Majestosa, a sinfonia é consagrada como patrimônio da humanidade. Quem ousaria modificar nela uma única nota? Contudo, um intérprete, mestre de orquestra ou um virtuoso, ao tocá-la, vai interpretá-la com sua sensibilidade, com a alma da época e do lugar. Cada um deles agirá dessa forma.

Isso é o que faz e explica a epigenética. É isso que milhares e milhares de pesquisadores especialistas nos revelam.

E no que isso pode lhe interessar?

Um pouco de paciência; você não vai se decepcionar. Essa teoria tem tudo para simplesmente mudar toda a vida da criança que você vai colocar no mundo. Quando digo "toda", não é uma metáfora.

A partir do instante em que seu ovócito se destacar de seu ovário, ele vai encontrar o espermatozoide do homem escolhido por você para conceber essa criança, um ovo nascido de um encontro que vai se dividir e se dividir novamente, **56 vezes**, até se tornar seu filho.

Ao longo dessas 56 divisões a epigenética poderá intervir para atenuar ou reforçar a construção da mensagem genética, caso o ambiente o exija. A missão epigenética não vai cessar depois do nascimento de seu filho, mas vai evoluir sobre essas bases ao longo de toda a sua vida. Isso é para que você entenda que não estou falando de algo sem importância!

Para aqueles que gostariam de compreender ou saber como se desenrolam tecnicamente as operações da epigenética, eis um exemplo que simplifica o processo em sua continuidade.

O seu DNA, que contém sua programação genética, assim como seu plano de funcionamento, é escrito em um filamento de código duplo, com apenas quatro letras: A, G, C, T (as iniciais de suas quatro bases azotadas: adenina, guanina, citosina e timina).

A epigenética utiliza duas vias para intervir nesse texto fundamental e, em seguida, modulá-lo: a metilação e a função histona.

As metilações do DNA

Simplificando ao extremo, *metila-se* uma molécula quando se adiciona a ela um pequeno apêndice, que modifica sua forma no espaço. O apêndice utilizado pela epigenética é o que se chama em química de radical metil.

Tomemos o seguinte exemplo: a metilação de uma das quatro bases do alfabeto da genética: a citosina. Vamos acompanhá-la ao longo de sua transcrição.

A citosina, como todas as moléculas, têm uma forma no espaço que determina sua ação, assim como uma chave de um cofre ou de uma porta, o que permite sua abertura. Para modificar a ação da citosina, a epigenética quer modificar a forma dessa molécula no espaço, adicionando a ela seu radical metil, mas não em qualquer lugar: o radical é adicionado onde sua nova forma vai mudar a mensagem.

É uma enzima, a metiltransferase, que realiza essa operação, desalojando a molécula de hidrogênio que ocupa o quinto vértice de sua molécula, a fim de substituí-la por um radical metil CH_3.

Você pode duvidar que uma modificação tão simples possa alterar as instruções. No entanto, isso também acontece em todos os tipos de comunicação. Você está ao telefone e pede para falar com sua avó e não com seu avô. Basta uma simples letra para que você confunda o destinatário e a mensagem se perca.

O modo de transcrição pelas histonas

O teatro das operações: a célula.

Nessa célula, um núcleo.

Nesse núcleo, cromossomos.

Nesses cromossomos, a dupla hélice do DNA está enrolada em torno de uma bobina composta por histonas, para formar um nucleossoma.

O conjunto de nucleossomas compõe a matéria-prima dos cromossomas, a cromatina.

O modo como as histonas se reúnem fornece a densidade do DNA que as circunda. Ao modificar tal densidade — soltando ou concentrando o conjunto de histonas —, como pela aposição do metil, a mensagem genética pode ser modificada.

Anatomicamente, o corpo das histonas termina em uma cauda que se externa ao nucleossoma. Nessa cauda, efetuam-se as modificações da mensagem epigenética. Existem quatro tipos de modificação de histonas, das quais as duas mais frequentes são a acetilação e a metilação. A acetilação favorece a expressão dos genes, e a metilação a reprime, um pouco como o teclado de um piano: ou toca-se forte para intensificar o som da nota correspondente, ou toca-se de maneira mais suave, ou simplesmente não se toca, quando se quer reprimir ou desativar a mensagem do gene.

É dessa maneira que, ao se combinar a metilação e as modificações das histonas, se chega a uma modulação epigenética do código genético no núcleo das células.

A impressão genética dos pais

Atualmente, cada vez mais se descobre que a epigenética ultrapassa o âmbito do mero desenvolvimento do indivíduo. Ela também intervém cada vez mais nos genes de cada um dos pais, isoladamente, antes mesmo que se conheçam. Essa intervenção se faz nos genes trazidos pelo espermatozoide do pai e pelos do ovócito da mãe. Juntas, essas marcas constituem o que chamamos de impressão genética dos pais.

Isso significa que o pai, que não tem qualquer papel fisiológico na gravidez, pode, através da informação transmitida por seus espermatozoides, induzir modificações no desenvolvimento da criança que você está carregando.

Antes de entrar na parte prática desse plano, gostaria de insistir em um ponto importante. Quando o sobrepeso, a obesidade ou o diabetes já estão declarados e não podem ser evitados, mantenho a posição que defendi por toda a vida: qualquer pessoa pode emagrecer, mas, à parte a cirurgia bariátrica, a única maneira de que se dispõe, atualmente, é a dieta.

Sei que emagrecer não é simples, nem fácil, e muitas vezes é algo bastante instável. NO ENTANTO, para quem realmente deseja fazê-lo e se dedica a um projeto para o futuro, é possível. Infelizmente, essa motivação indispensável é minada de forma sistemática ou mesmo neutralizada pelos diversos meios de sedução de que a indústria agroalimentar dispõe, em especial os produtores de açúcar e farinha.

Sendo médico, fui formado para lutar contra o sofrimento e a doença. Uma simples dor de garganta incomoda qualquer médico. O que dizer, então, de uma vida em perigo? E o que dizer das centenas de milhares de vidas que são ameaçadas todos os dias?

Por esse motivo e pela honra de ter travado um combate que se tornou uma missão, imaginei, concebi e realizei este plano de contorno, que encara o problema da obesidade e do diabetes por outro viés.

Diante do dragão de asas abertas que é a epidemia do sobrepeso e do diabetes, o plano em questão visa neutralizar esse pássaro da infelicidade no único momento em que ele ainda está vulnerável, dentro do ovo. O momento decisivo é aquele em que nasce e se constrói o pâncreas do feto no ventre materno.

Minha tentativa tem bases nos dados de uma ciência, a epigenética, a qual não inventei, mas vim a conhecer. Centenas de milhares de estudos já a estabeleceram e corroboraram. Quanto a mim, apenas procuro aplicá-la à resolução da crise do sobrepeso, aqui e agora.

A experiência que adquiri em campo e a opinião dos melhores especialistas nessa nova ciência me convenceram de que o plano tem tudo para dar certo. Isso se dá por três razões:

É um plano simples, saudável e relacionado à maior preocupação ligada à gestação: alimentar-se bem e saudavelmente.

O plano se dirige a uma mulher a quem não se pode enganar, uma mãe repleta de instintos que está esperando um bebê.

E, por último, há a indústria agroalimentar, que tanto prospera com o sobrepeso e dificulta seu tratamento e não correrá o risco de se opor abertamente ao projeto sem alienar os consumidores.

Eis, portanto, a mensagem que gostaria de lhe transmitir, futura mãe. Tendo iniciado uma gestação, você vai entrar no projeto mais fabuloso que um ser humano pode ter: dar vida.

Ao longo dos próximos nove meses, o pâncreas, um órgão essencial, vai se formar no corpo do seu filho. Em seguida, vai se desenvolver e garantir a regulação de sua glicose por toda a vida.

Esse pâncreas, a princípio apenas esboçado e posicionado no embrião, é, até o último dia do terceiro mês, composto por células que ainda não estão aptas a fabricar insulina. Assim, ao longo dos dois meses seguintes, o quarto e o quinto meses, tais células vão adquirir essa competência. Tudo isso acontece de acordo com um plano extremamente preciso e orquestrado de maneira intocável desde as origens da nossa espécie.

Tudo neste plano foi previsto, menos o impensável: alimentos que nunca haviam existido desde a origem da vida, a atual invasão dos "açúcares" processados da alimentação cotidiana.

A descoberta da epigenética nasceu da sagacidade e da curiosidade de pesquisadores que se dedicaram a compreender essas situações de crise em que o ambiente pode representar um problema que a genética é incapaz de resolver.

Trinta e cinco anos depois da observação original de David Barker, admitiu-se, unanimemente, que o ambiente pode modular a expressão dos genes ao longo de toda a vida de um indivíduo. **Também se sabe que, quanto mais a perturbação do ambiente acontece de maneira precoce ao longo da vida, mais terá impacto posteriormente.**

O momento mais decisivo de todos é o da gestação.

Atualmente, uma grande quantidade de estudos estabelece que a distribuição genética que orquestra a gênese do pâncreas é modificada pela "tempestade de carboidratos" que recai sobre o órgão com intermédio da alimentação materna.

Ao longo do quarto e do quinto meses, o pâncreas do feto começa a secretar insulina e, enquanto tal competência se constrói, encontra o adversário com quem passará o resto da vida lutando: a glicose em excesso, que lhe chegou através do sangue da mãe. Imaginemos uma situação do cotidiano, em que uma mulher grávida prepara para si um prato de arroz branco com um copo de suco de frutas ou um pequeno sanduíche de pão de forma comprado no supermercado.

Em seu sangue materno, a glicose se eleva a uma concentração já esperada de 1,40 grama por litro de sangue. O sangue é transmitido ao feto, que começa a possuir células que secretam insulina. As células foram programadas para responder a esse sinal de liberar insulina. No entanto, aquele minúsculo pâncreas em formação não dispõe de insulina suficiente para neutralizar tal fluxo no sangue. E como ainda está em formação, vai reagir se proliferando, para aumentar o número de células que a secretam. A produção elevada de insulina, que transformará o açúcar em gordura, levará a um feto que engorda e a um bebê mais gordo no momento do nascimento. É o que temos constatado com frequência há duas gerações.

O principal problema é que esse pâncreas, que passou a secretar insulina em excesso, continuará desenvolvendo uma propensão ao sobrepeso, à resistência à insulina, ao diabetes e à síndrome metabólica, patologias em progressão exponencial nos últimos dez anos.

Tal cenário catastrófico pode ser interrompido?
Sim, e deve sê-lo. Como?
Cortando o mal pela raiz, agindo sobre a causa original.
Tal causa é a irrupção imprevista dos açúcares invasivos e processados no ambiente alimentar do feto.

Agir sobre a causa original é responsabilidade sua em relação ao que você come durante esses 60 dias. A solução é simples, lógica e saudável, tanto para você quanto para seu filho. Ela faz parte do calendário de gestação que se desdobra ao atravessar zonas de risco bem variadas.

O plano estratégico de proteção que vou propor se divide em três fases:

O **primeiro trimestre**, ao longo do qual o pâncreas não secreta insulina e a vigilância é bastante flexível.

O **quarto e o quinto meses**, em que a secreção do pâncreas é posta em prática e o risco é mais elevado. É o momento em que a vigilância será mais requerida, mas o benefício atingido será crucial.

Os **quatro últimos meses**, em que o risco é ligeiramente atenuado, assim como a vigilância.

Quanto às diferentes categorias de alimentos de risco, irei apresentá-las por cardápio.

Atualmente, pede-se que as mulheres em início de gravidez parem de fumar e de beber álcool, o que faz sentido, e na maioria das vezes isso é bem aceito.

O que estou pedindo a você é infinitamente mais fácil, e por um objetivo que alcança um universo totalmente diferente.

Em primeiro lugar, ao proteger o desenvolvimento do pâncreas de seu filho, você estará protegendo o futuro dele.

Em segundo lugar, você também vai proteger sua saúde e reduzir seu risco de ter diabetes gestacional, comumente associado a um consumo excessivo de carboidratos invasivos.

Por último, você também estará fazendo sua parte em uma luta importante para o futuro da espécie humana. Pode parecer exagero, mas, se tal prevenção for adotada por mulheres o bastante, eis como as coisas acontecerão:

Já lhe expliquei que, há trinta anos, as mães que se alimentam como o restante da população, consumindo muitos açúcares industriais, trazem ao mundo crianças de "pâncreas forçado", portadoras de vulnerabilidade ao sobrepeso.

NO ENTANTO, quando, ao chegar à idade adulta, um desses bebês também se tornará mãe, e a transmissão da vulnerabilidade se exacerba e passará à geração posterior. Sendo assim, é muito possível que tal revezamento transgeracional explique a incompreensível progressão da crise do sobrepeso.

Não pense, de forma alguma, que diante de algo tão desafiador eu esteja agindo sozinho. A epigenética é fascinante e mobiliza um grande número de especialistas e possui imensa base científica. Tanto que dediquei algumas páginas ao que chamo de base científica do projeto: as provas.

As provas científicas

Como já disse, esse projeto, assim como tudo o que é novo e, ainda por cima, ameaça os interesses dos poderosos, vai gerar oposições e polêmicas.

Eles podem objetar dizendo que um projeto que visa "mudar o mundo" não pode ter sido pensado por um único indivíduo. Essa é a razão pela qual gostaria de apresentar as bases científicas da minha proposta.

Como poderá ver, diante de tal ameaça eu estou longe, bem longe de estar sozinho. Do mesmo modo que a epigenética me fascina, ela também fascina e mobiliza um número considerável de especialistas e possui bases científicas fortes e seguras que revolucionaram a biologia.

Para lhe dar uma ideia da importância da epigenética, das disciplinas que reagrupa e tangencia, assim como do impacto que vai ter em nosso futuro, saiba que, desde o início do século, essa ciência já foi o assunto de 130 mil artigos publicados no *Developmental Programming*.

Reuni sobre esse assunto uma bibliografia riquíssima; irei apresentar as referências que me parecem as mais concretas e menos técnicas.

Os primeiros estudos com viés epigenético

Na França, os pediatras do **hospital parisiense Robert-Debré e do Inserm** [Instituto Nacional de Pesquisa Médica e de Saúde] estudaram a "coorte de Hagueneau", relativa a 27 mil crianças nascidas entre 1971 e 1985 nessa cidade alsaciana. Entre elas, 734 crianças nasceram abaixo do peso e foram objeto da pesquisa em questão.

Esses jovens adultos, com uma média de idade de 22 anos, eram todos saudáveis. Em particular, nenhum sofria de diabetes tipo 2. Contudo, os que nasceram com peso baixo apresentavam duas vezes mais distúrbios de glicemia que o grupo de controle.[17] Alguns chegavam

---

17. O grupo de controle foi constituído pelas 27 mil crianças do começo, excetuando-se aquelas nascidas com peso baixo.

mesmo a apresentar sinais de resistência à insulina, uma das características do diabetes tipo 2. Tanto a subnutrição quanto a hipernutrição da mãe têm consequências epigenéticas para o desenvolvimento do pâncreas (ver na base da página).

Oito anos depois, em 2009, essas mesmas pessoas foram convidadas a realizar um segundo exame médico. Aquelas que nasceram com pouco peso ainda não apresentavam doenças em particular, mas os sinais de resistência à insulina se acentuavam quando comparadas ao grupo de controle. A proporção de pessoas com sobrepeso ou obesas era igualmente alta.

Após a observação de Barker e tendo passado o choque que suas descobertas geraram, inúmeros autores se interessaram pelos dados à disposição. Foi o caso das estatísticas acerca da descendência de mulheres que passaram por longos e intensos períodos de fome durante a última Guerra Mundial.

Nesse caso, tratava-se de um peso de nascimento inferior à média, mas que evoluiu para uma posterior recuperação.

Foi também o caso da fome holandesa de 1944, em que a ração alimentar dos adultos diminuiu para 580 calorias por dia, um quarto da ração alimentar humana média. Mulheres famintas deram à luz recém-nascidos com pouco peso, o que não foi uma surpresa. As meninas, tendo se tornado adultas, em um mundo de condições alimentares normais, também colocaram no mundo crianças de pouco peso, que, por sua vez, fizeram o mesmo. Assim, descobria-se que mudanças adquiridas sob a pressão de um **ambiente hostil** podiam modificar o programa genético não apenas para um indivíduo, mas de geração após geração.

Hipernutrição e subnutrição

A epigenética nasceu da observação de Barker dos casos das mães em estado de subnutrição que tiveram filhos recém-nascidos abaixo do peso. Outros estudos continuaram pesquisando esse material tão facilmente disponível e perfeitamente documentado, resultante da fome ocorrida durante a guerra.

Depois, nos anos 1970, com a progressão da atual epidemia do sobrepeso, da obesidade e do diabetes, outros trabalhos e observações se iniciaram, a partir do mapeamento de crianças nascidas com sobrepeso.

Em ambos os casos, tratava-se de uma ingestão nutricional errônea, afetando o peso de nascimento das crianças.

O **prof. Yajnik**, que realiza pesquisas sobre o diabetes na Índia, vive em um país onde o número de pessoas desnutridas ultrapassa o de pessoas com peso normal — e ainda mais o de pessoas com sobrepeso. Recentemente a tendência se inverteu, e esse país passou a ver um aumento rápido da obesidade e do diabetes. O quadro composto pelo prof. Yajnik expressa o que ele chama de *the thin and the fat*, o magro e o gordo, concluindo que existe **uma vulnerabilidade do pâncreas adquirida dentro do útero, tanto pela subnutrição quanto pela hipernutrição.**

Atualmente, o mundo ocidental desenvolvido não sofre mais de fome e teve seu modelo alimentar e nutricional sobrecarregado pela alimentação industrializada. Durante dez anos, a maior parte dos países emergentes seguiu tal modelo. Nesses países, a pobreza está intimamente relacionada ao sobrepeso; tal relação se explica pelo fato de que os carboidratos são, ao mesmo tempo, os mais baratos dos três nutrientes e os únicos que provocam a liberação de insulina.

A epigenética na atualidade

No dia 6 de setembro de 2016 (ou seja, muito recentemente), **o King's College de Londres e o BGI**, uma das maiores organizações genômicas do mundo, anunciaram em Shenzen, na China, a criação de um gigantesco projeto de 30 milhões de dólares, intitulado "Epitwin": Epi, de epigenética, e Twin, de gêmeos. O projeto foca nas diferenças de expressão genética de cerca de 5 mil gêmeos derivadas de seu estilo de vida e de sua alimentação. O objetivo do estudo é compreender como gêmeos de mesmo genoma o veem sendo modificado por interações epigenéticas. O colossal projeto tem por objetivo esclarecer as interações epigenéticas e fabricar medicamentos capazes de despistar a inibição dos genes implicados em doenças cardíacas, na obesidade, no diabetes, na osteoporose ou, ainda, na longevidade. Até aqui, as pesquisas estudaram poucos gêmeos; a amplitude do projeto vai multiplicá-las por mil.

"Atualmente", precisa o **prof. Claudine Junien**, do Hospital Necker — Enfants Malades, "não é mais a fome que prevalece, mas a abundância. Considera-se que um quarto das mulheres em idade de procriação está com sobrepeso ou é obesa." Ele acrescenta: **"O aumento do consumo alimentar e a diminuição do gasto energético não parecem explicar a atual epidemia da obesidade."**[18]

A recente revelação dos meios epigenéticos de adaptação de uma espécie ao seu ambiente é, segundo Joël de Rosnay em 2011, "a grande revolução da biologia nos últimos cinco anos",[19] uma vez que demonstra que nosso comportamento se mostra capaz de agir na expressão de nossos genes.

É um conceito que, parcialmente, desmente a "fatalidade" genética.

Eis a visão do **Dr. Jennie Brand-Millher,** professor de nutrição infantil e autoridade mundial no domínio da relação entre os carboidratos e a saúde infantil:

"A nutrição materna se revela mais importante do que jamais imaginamos. A vida intrauterina é um período crítico para a programação metabólica, pois influencia o desenvolvimento dos tipos de células do feto, **seja em número**, em composição corporal, em ciclos de retroação hormonal, em seus metabolismos e em seu apetite. (...)

---

18. *La Recherche*, abril de 2012, 463, p. 48.
19. "A grande revolução da biologia dos cinco últimos anos (não dos dez, vinte ou trinta anos), apenas dos últimos cinco. Ele vai florescer e ganhar um Prêmio Nobel com esse assunto." (Joël de Rosnay, http://www.youtube.com/watch?v=dEXc63rOdRI)

"Hoje, sabemos que os modelos de crescimento têm influência a longo prazo sobre o risco de doenças específicas. Quando o processo de crescimento é perturbado, existe um risco mais elevado de obesidade abdominal, de doenças cardiovasculares e de diabetes tipo 2 na idade adulta. O excesso alimentar de mulheres diabéticas e obesas aumenta o risco de obesidade da criança quando esta chega à idade adulta. (...)

"Mesmo uma glicose ligeiramente elevada durante a gravidez pode ter graves consequências. (...)

"A boa notícia é que sabemos que as intervenções durante a gestação são, provavelmente, mais eficazes que as intervenções posteriores. (...)

"Assim sendo, devemos atribuir maior importância à mulher grávida e a seu futuro bebê."[20]

Trabalhos e pesquisas sobre a epigenética do diabetes tipo 2

Essa corrente de pesquisa nasceu da constatação de que o modelo genético tradicional não explica por si só, o aumento explosivo e, sobretudo, a extensão inédita da doença para crianças e adolescentes. Os cientistas que se dedicaram a tal pesquisa traçaram a influência da pressão ambiental alimentar na programação dessa doença ao longo da gestação.

Para a equipe do **prof. François Fuks**, da Universidade Livre de Bruxelas, **"não existe mais dúvida: as modificações epigenéticas sobre as células do pâncreas que produzem insulina estão associadas à doença".**[21]

Ao comentar os estudos do prof. Fuks, a **Dra. Marie-Aline Charles,** diretora de pesquisa no Inserm, estima que "com esse estudo, podemos ver bem que, durante a vida fetal, aconteceu algo que

---

20. Jennie Brand-Miller, Kate Marsh, Robert Moses, *The Bump to Baby Diet Low GI Eating Plan*, 2012.
21. *La Recherche*, abril de 2012, *op. cit.*

prosseguiu ao longo dos anos e que teve um efeito sobre a formação dos indivíduos".[22]

Seus trabalhos atuais tratam do papel da obesidade do pai na formação de seus filhos. Com efeito, se os estudos em geral se concentram mais na alimentação da mãe, alguns outros mostram que a alimentação do pai também desempenha grande responsabilidade no fenômeno da programação fetal do diabetes.

Mark Hanson é professor de fisiologia fetal e neonatal na Universidade de Londres. Durante seis anos, de outubro de 1993 a dezembro de 1999, o prof. Hanson conservou, em seu laboratório, o cordão umbilical de trezentos bebês nascidos em meados da década de 1990. Além disso, recolheu inúmeras informações a respeito da alimentação da mãe durante a gestação.

Nove anos mais tarde, mediu a massa adiposa dessas crianças: "Os filhos de mães cujo regime alimentar era muito desequilibrado estão gordos; uma de suas marcas epigenéticas foi bastante modificada no nascimento",[23] constatou.

Em 2011, um importante estudo internacional, dirigido pelo **prof. Keith Godfrey, da Universidade de Southampton, mostrou que durante a gravidez a alimentação da mãe pode modificar a evolução do material genético responsável pelo desenvolvimento de seu filho.**

"Mostramos que a suscetibilidade à obesidade não pode, simplesmente, ser atribuída à combinação de nossos genes e ao nosso estilo de vida, mas pode ser desencadeada por influências epigenéticas no desenvolvimento do feto, entre as quais a alimentação da mãe durante a gravidez. De maneira simples, o tipo de alimentação da

---

22. M.-A. Charles (diretora da unidade mista Ined-Inserm ELFE), "Epidemiologia da obesidade, do diabetes e das doenças renais: abordagem da vida inteira".
23. Décimo segundo colóquio "Medicina e Pesquisa" da Fundação IPSEN, categoria Endocrinologia.

mãe durante a gestação pode favorecer o risco de obesidade de seu filho durante a infância."[24]

O estudo mostrou que as modificações epigenéticas observadas no nascimento prediziam de maneira significativa o grau de obesidade desde o início da infância, de 6 a 9 anos.

Os autores indicam que a prevenção da obesidade infantil deve ser aplicada à alimentação da mãe ao longo da gestação. As provas apresentadas confirmam a necessidade, para todas as mulheres em idade de procriar, de ter acesso a uma alimentação adaptada a esses novos dados, a fim de proteger a próxima geração do risco de doenças como o diabetes e as doenças cardíacas que, frequentemente, acompanham a obesidade.

DOHaD — Developmental Origins of Health and Disease

Essa é, atualmente, a sociedade internacional que, em colaboração com a Organização Mundial da Saúde, mais se dedica à pesquisa sobre as origens fetais do desenvolvimento de doenças crônicas da civilização.

O objetivo é lutar contra a inevitável expansão de doenças crônicas ditas da civilização: a hipertensão arterial, a obesidade, o diabetes, o câncer, a síndrome de Alzheimer, as alergias. "Tais doenças são, atualmente, responsáveis por mais da metade das mortes registradas, ou seja, 35 milhões, que chegarão a 42 milhões em oito anos."[25] É óbvio que o custo econômico vai ultrapassar o orçamento da saúde.

Para a DOHaD, as abordagens atuais para lutar contra essa epidemia se mostram impotentes.

---

24. Fonte: Universidade de Southampton, "Encontrada nova conexão entre a dieta da mãe na gravidez e as chances de obesidade da prole".
25. M. Hanson, P. Gluckman, "Origens de desenvolvimento de doença não transmissível: implicações para a população e saúde pública", *American Journal of Clinical Nutrition*, 2011, 94, p. 1.754-8.

Mark Hanson, presidente internacional da DOHaD, relata o seguinte:

"Até agora, só conseguimos nos dirigir aos enfermos com uma eficácia decepcionante. Damos a impressão de que os indivíduos são responsáveis pelo que consomem e por não fazerem exercícios físicos. Nós os acusamos de serem 'muito gulosos' e 'preguiçosos'. A importância da genética é superestimada, o genótipo não dá conta senão de um terço da variabilidade no nascimento. A maior parte é atribuída a interações entre os genes e o ambiente, amparadas pela epigenética."

A DOHaD estima que ainda seja possível corrigir tais números alarmantes, sob a condição de intervir depressa, antes que o risco apareça, e não quando a doença já se manifestou.

Essa ação é direcionada aos jovens adultos em idade de procriar, mães durante a gravidez e às crianças ainda no início da infância.

O essencial é fazer com que essas informações preciosas sejam conhecidas e conscientizar o público, pois existe um considerável abismo entre os conhecimentos dos cientistas e aqueles do consumidor.

É exatamente esse o projeto pretendido por este livro e o plano de assistência alimentar às mães grávidas.

Os mil dias da OMS

O ponto culminante da ação internacional é o programa da Organização Mundial da Saúde, lançado com o nome de "Mil dias, o primeiro passo para uma boa vida".[26] A iniciativa foi apresentada pelos representantes da instituição da seguinte maneira:

"Os mil dias, compreendidos entre o início da gravidez e o fim do segundo ano da criança, constituem uma janela de vulnerabilidade para o nosso organismo. Um período em que o ambiente imprime em nossos genes as marcas epigenéticas duráveis que condicionarão o risco futuro de doença para um indivíduo."

---

26. Ver: www.thousanddays.org

O objetivo dessa ação é a luta contra a inevitável expansão das doenças crônicas que alarmam a OMS.

Eu fico maravilhado e entusiasmado com a ambição desse projeto. No entanto, temo que mil dias para atingir o objetivo de acabar com todas as doenças crônicas da civilização sejam tempo demais.

Esse plano revolucionário é altamente legítimo, e os pesquisadores e instâncias sanitárias merecem toda a honra. No entanto, em meio a tal trabalho titânico, o tempo passa e, apenas na França, todos os anos, nascem 800 mil crianças de mães grávidas para quem, tirando o tabaco e o álcool, a alimentação não se diferenciou em nada do restante da população.

E, principalmente, a situação se agrava muito mais rápido em países emergentes muito populosos, como a China, a Índia ou o continente africano, onde o diabetes e a obesidade atingem em conjunto adultos, crianças e adolescentes cada vez mais novos.

Quanto a mim, irei me limitar ao que conheço melhor e o que mais me interessa: **um projeto que já considero gigantesco e nas fronteiras da utopia, a recomendação de uma alimentação que proteja o desenvolvimento do pâncreas fetal.**

Desse modo, a iniciativa e a missão que atribuí a mim mesmo continuam concentradas no combate que sempre travei contra o sobrepeso, a obesidade e o diabetes, as doenças que compõem o primeiro risco de morbidade e mortalidade humanas.

Todos os anos, milhões de crianças nascem com as marcas epigenéticas que as predispõem ao sobrepeso, ao diabetes, seus sofrimentos e doenças relacionadas. Por essa razão, considero que se deve agir rapidamente, pois as evidências já são inúmeras. Há muito a se esperar e muito a se ganhar. E, principalmente, **nada a se perder.**

Sou médico e nutricionista e passei minha vida de terapeuta em contato direto e cotidiano com pacientes que viviam muito mal com seu sobrepeso, e ainda mais com o diabetes. Pior ainda: com o diabetes combinado à obesidade.

Do meu ponto de vista, é aqui e agora que se deve agir.

Existe algum perigo ou algum risco possível? NENHUM, muito pelo contrário.
Existe algum benefício a se esperar? Sim, e ele é IMENSO.

Então, como dizia Paul Valéry, com quem concordo inteiramente: "Ergue-se o vento! É preciso tentar viver!"

Capítulo 8

Desenvolvimento prático do plano

Prefácio: precauções

De forma alguma as recomendações que estou prestes a lhe dar neste plano dizem respeito a uma dieta e, principalmente, a uma dieta para emagrecer.

Escrevo isso, antes de tudo, por saber, por experiência própria, o quanto qualquer projeto que pretende lutar contra a obesidade e o diabetes esbarra em interesses muito poderosos e desperta inevitáveis e implacáveis resistências, críticas e hostilidades.

Sei disso, pois eu mesmo já vivi tal hostilidade, quando meus livros e meu método começaram a ser usados por milhões de pessoas.

A sociedade humana e os indivíduos que a compõem são oriundos de um mesmo genoma e de um mesmo projeto de espécie. Da mesma forma que um indivíduo consciente possui um inconsciente que age em função dos imperativos ligados à sua sobrevivência, também a sociedade possui seu próprio inconsciente, certamente diferente, mas similar em inúmeros aspectos.

Sim, de modo consciente, todos os agentes da sociedade se interessam pelo sobrepeso e por suas consequências sanitárias, lutam contra tal epidemia ameaçadora e pelos 2 bilhões de pessoas atingidas, assim como pela soma de gastos públicos utilizada para resolver o problema.

No entanto, de modo inconsciente, o recurso primário da sociedade atual continua sendo a necessidade vital de crescimento econômico. **Ora, por enquanto, por mais elevado que seja o custo de tal epidemia, ele é infinitamente inferior aos lucros dos dois atores econômicos de primeiro plano que são a indústria agroalimentar e, principalmente, a indústria farmacêutica. Ambas prosperam com o sobrepeso, a primeira produzindo alimentos voluptuosos, viciantes e baratos que engordam, a segunda trazendo a cura para a avalanche de problemas que o sobrepeso e o diabetes geram.**

Antes de ter um nome e uma reputação com meu método de emagrecimento, faço questão de especificar, mais uma vez, que o plano que proponho não tem qualquer vocação para fazer com que você emagreça. O único objetivo é que as mulheres grávidas entendam que certos alimentos toleráveis a longo prazo são perigosos para seus filhos em gestação em um prazo muito curto. Hoje em dia, qualquer mulher sabe que beber refrigerante, comer cereais matinais ou barras de caramelo não é tão saudável quanto saborear uma posta de salmão com feijão. Contudo, essa mulher pensa, e com razão, que isso não vai matar seu filho assim tão rápido.

O problema é que, durante a gravidez, a mãe come por dois, *sem saber* que certos alimentos de que gosta e dos quais ouve falar tão bem na televisão são prejudiciais ao seu bebê. É evidente que o organismo de um adulto é mais robusto e resistente que o de seu filho, ainda mais quando este ainda é tão pequeno. Basta abrir uma caixa de remédios para constatar que a dosagem de um medicamento varia de acordo com a idade.

Meu plano não busca, de forma alguma, reduzir as calorias que você consome ou fazer com que seu peso diminua. Ele visa diminuir o consumo de certos alimentos que podem perturbar o desenvolvimento imediato do feto.

Além disso, sei que a gravidez e a criança que vai chegar são assuntos sagrados, e é provável que se recorra a uma hipersensibilidade natural para buscar falhas no meu plano. Eu mesmo tenho essa expectativa, sobretudo tendo em vista que o projeto deste livro e a ação que se segue a ele são infinitamente mais importantes e de uma envergadura muito maior que um simples método de emagrecimento destinado a um indivíduo isolado.

Se, como tanto desejo, várias mulheres aderirem ao meu plano, é muito provável que, durante seis meses, elas consumam bem menos produtos altamente processados. Será algo difícil para as que aceitarem o desafio.

O que me traz segurança e me conforta é a convicção que uma mãe pode ter quando se trata de seu filho, uma mulher impregnada de hormônios da gravidez, assim como de instinto maternal. Essa mãe não esmorecerá e saberá distinguir o que é bom ou não para seu bebê.

É possível enganar os consumidores inconscientes, mas não se pode enganar o instinto de uma mãe que está carregando um bebê em seu ventre.

Tenho hoje a sorte de intervir em um momento da história da nutrição em que tantas outras vozes se elevam para designar o açúcar como um alimento não humano. Assim, finalmente a mensagem que quero transmitir desde o início se tornou audível. Agora, vou me dirigir à mãe soberana, matriz do mundo humano.

Objetivo central deste plano

Este plano tem como base uma descoberta científica de grande importância: a epigenética. Ela nos ensina que uma nova e forte pressão do ambiente é capaz de modificar o material genético e que essa ação é ainda mais intensa e age de maneira mais poderosa quanto mais precoce for, com um momento de incandescência: **a vida intrauterina.**

Foi a epigenética que me forneceu as ferramentas para compreender a elevação rápida e recente do aumento do peso de nascimento dos bebês humanos e sua evolução ao longo da vida adulta, até resultar na **vulnerabilidade** ao sobrepeso e ao diabetes.

Quando falo de vulnerabilidade, falo de uma fraqueza não aparente do organismo de um indivíduo, que o levará a se deteriorar cada vez mais rápido, muito mais do que aqueles que foram protegidos de tal vulnerabilidade.

Tornou-se hábito ver fabricantes de automóveis fazendo recall de carros recém-saídos da fábrica por conta de uma vulnerabilidade em certas peças ou sistemas. Muitas vezes, trata-se de um erro no programa informático que gerencia a montagem da cadeia. É mais ou menos o que acontece com a vulnerabilidade do pâncreas, adquirida ao longo da formação da criança no ventre materno.

A vulnerabilidade que quero lhe explicar é a do pâncreas da criança que você carrega no ventre e sua produção de insulina no futuro. A maneira como você se alimentar durante a gravidez será decisiva na formação desse órgão. Se você evitar ou limitar o consumo excessivo de alimentos ricos em carboidratos industrialmente processados, o pâncreas de seu filho terá uma base forte e saudável. Se, ao contrário, você abusar de tais alimentos, que elevam de maneira rápida e poderosa sua glicemia, isso vai perturbar a formação do órgão de seu filho, único futuro defensor contra o diabetes e o ganho de peso.

Uma gravidez dura nove meses; é, ao mesmo tempo, um prazo longo e curto. Para que a proteção do pâncreas em desenvolvimento seja mais eficaz, é preciso que as medidas propostas sejam concentradas e direcionadas aos períodos de maior exposição da alimentação materna. Orientar tais zonas críticas e traçar um diário de bordo são atitudes que a ajudarão a manter a atenção e a motivação que apenas uma mãe pode ter.

A mensagem é clara e simples: evitar o excesso de carboidratos processados para impedir a alta concentração de glicose do sangue materno, que chegará ao feto através da placenta.

Depois de uma refeição equilibrada — entrada, prato principal e sobremesa —, o pico de sua glicemia pode chegar a 1,40 grama por litro. Se essa refeição for rica em carboidratos invasivos, sua glicemia pode chegar a um nível ainda maior. E, mais ainda, em caso de lanches ricos em "açúcares" fora do horário das refeições — algo como um inocente pedaço de pão, consumido na saída do trabalho.

Outra questão importante: a ideia que prevalece atualmente é a de que os carboidratos fazem parte de duas grandes famílias: a dos carboidratos invasivos e a dos carboidratos progressivos, de acordo com sua estrutura química e seu índice glicêmico.

Tal índice, que começa a se impor hoje em dia, indica quão facilmente alimentos que contêm carboidratos são digeridos e assimilados — desde o momento em que entram pela boca até chegarem ao sangue. Entre o público e as grandes mídias, fala-se em açúcar lento ou rápido. Tecnicamente, é mais complicado que isso, e muito expressivo.

As instâncias sanitárias fazem o apelo para que moderemos nosso consumo de carboidratos com alto índice glicêmico, como o açúcar branco, a farinha branca e todos os seus derivados. No entanto, consideram como carboidratos "lentos" uma série de alimentos virtuosos, e recomendam o consumo de amidos a cada refeição, inclusive aos diabéticos.

A carga glicêmica dos alimentos

Cuidado! Ao mesmo tempo em que essa distinção do potencial de invasão baseada nas variações de índice glicêmico é bastante real, ela é apenas qualitativa e não leva em conta o aspecto quantitativo: a porção consumida. Tudo pode mudar, de acordo com a dose.

O índice glicêmico só faz sentido se compararmos as mesmas quantidades de carboidratos. Para ser mais preciso, tomemos o exemplo das leguminosas, cujo índice glicêmico está entre os mais baixos.

Se você consumir 100 gramas de lentilhas, sua digestão e assimilação, lenta e dispersa, não vai elevar a glicose no seu sangue senão de maneira muito moderada. Assim, as lentilhas terão um efeito fraco sobre o pâncreas e sua secreção de insulina.

No entanto, se você consumir 300 gramas, a chegada desses carboidratos, por mais lenta que seja, será feita de maneira mais concentrada. Ingeridos juntos, chegarão ao sangue reagrupados e aumentarão mais a glicemia. Logo, a quantidade muda a situação e deve ser levada em conta graças a um outro índice, o da **carga glicêmica**, que é mais complexo de se manejar.

Faça a experiência, pelo menos uma vez, do cálculo daquilo que chamamos de carga glicêmica de um alimento.

Na prática, é o índice glicêmico de um alimento multiplicado por sua quantidade. Eis como ocorre o cálculo:

Carga glicêmica = [índice glicêmico × quantidade de carboidratos de uma porção de alimentos (em gramas)]/100

Passo a passo:
1. Comece por calcular a quantidade de carboidratos contida na porção a ser testada (todos os sites de calorias disponibilizam a tabela). Cuidado, pois a quantidade de carboidratos não é o peso total do alimento que o contém. Entre os biscoitos, para cada 100 gramas de produtos, alguns contêm 45 gramas de carboidratos, enquanto, outros 65 gramas, ou mesmo 70 gramas. Logo, verifique bem a tabela nutricional.
2. Multiplique essa quantidade pelo índice glicêmico (compreendido entre 0 e 100).
3. Divida o produto obtido por 100 e você obterá um número, cuja classificação explicarei em seguida.

Vamos tentar juntos:
- Exemplo de 100 gramas de pão.
  Seu índice glicêmico é de 80.
  Em 100 gramas de pão, há 50 gramas de carboidratos.

A carga glicêmica será 80 × 50 = 4.000.
Dividamos por 100 = 40.
- Exemplo de uma porção de 300 gramas de tomate.
IG 35 × (4,6 gramas / 100 gramas); para 300 gramas = 483
Divididos por 100 = 4,8.

Como classificar as cargas glicêmicas?

- O que é inferior ou igual a 10 tem carga glicêmica baixa.
- Entre 11 e 19, a carga é considerada moderada.
- Para além de 20, é considerada alta.

Assim:

- o cuscuz (200 gramas de sêmola cozida) tem uma carga glicêmica de 31,2;
- 200 gramas de espaguete possuem 35 de carga glicêmica;
- vinte balas Haribo possuem 29 de carga glicêmica.

Você pode constatar que 200 gramas de cuscuz ou de espaguete exercerão o mesmo efeito que vinte balas de gelatina.

Em resumo, quando lhe recomendam que coma carboidratos a cada refeição, pense sempre nas quantidades ingeridas. Não se esqueça de que não importa qual seja a fonte, do mel à alface, do pão branco à vagem, ele sempre vai acabar no seu sangue na forma de glicose.

Não cometa o erro que eu constatei com tanta frequência: aquele que consiste em dizer que, "se o índice glicêmico de um determinado alimento é baixo, posso comer livremente, na quantidade e no número de vezes que quiser". E, em especial durante a gravidez, não confie apenas no índice glicêmico; leve em conta as quantidades.

Períodos de vulnerabilidade do pâncreas fetal ao longo da vida intrauterina

Para você que está adentrando este que é o maior evento da vida de uma pessoa, a gravidez, e se, como posso imaginar, deseja o melhor para seu filho, gostaria de indicar o que deve ser feito para evitar que seu bebê corra o risco de nascer com uma vulnerabilidade ao sobrepeso e ao diabetes que pode acabar com sua vida.

O plano que proponho busca evitar que um pâncreas programado para nascer e se desenvolver com uma alimentação materna bem fraca em carboidratos seja inundado por uma alimentação não apenas rica em carboidratos, mas em carboidratos industrializados processados e viciantes.

Essa incompatibilidade entre divisão genética e pressão do ambiente alimentar desencadeia a adaptação epigenética.

Tal adaptação vai modificar o programa de desenvolvimento do pâncreas, que produzirá um órgão extenuado, logo, adulterado. Levando-se em conta a importância do pâncreas na gestão dos açúcares e das gorduras, a vulnerabilidade induzida por essa alteração terá um peso durável na saúde e no futuro do adulto.

É a ocorrência dessa vulnerabilidade que proponho que seja evitada com a adoção do plano que se segue.

Sejamos concretos e factuais: quando você come pão de forma industrializado fabricado com farinha desprovida de qualquer traço vegetal, ou cereais matinais, biscoitos compostos essencialmente por essa mesma farinha e açúcar branco, algumas balas ou um copo de refrigerante, está consumindo alimentos que não são feitos para o ser humano que você é.

Se não estiver grávida e se essa alimentação for regular, ela vai levá-la mais ou menos rápido a um ganho de peso inevitável. Caso você mantenha tal alimentação, vai continuar a engordar e acabará fatigando seu pâncreas, correndo o risco de exauri-lo e desencadear diabetes.

Esse risco que você está assumindo não aparecerá antes de uma ou duas dezenas de anos. Mas agora você já o conhece, e pode escolher assumi-lo ou não; quem vai pagar o preço é você.

Contudo, se estiver grávida, a história muda totalmente. A cada segundo, no corpo do embrião e, depois, do feto que você está carregando, nascem milhões de células que se organizam para formar um humano cuja forma e funcionamento estão previstos.

Se nossos computadores fossem milhões de vezes mais eficientes e rápidos, poderíamos, à leitura de seu genoma, prever a forma e a estrutura do bebê que vai chegar. Digo isso para lhe mostrar que a precisão do plano proíbe a vinda do mínimo grão de areia na engrenagem de uma máquina que funciona há 200 mil anos. O que dizer, então, dessa alimentação atual da mãe, que introduz não um simples grão de areia, mas uma duna inteira do Saara?

Nos nove meses de sua gestação, localizei e hierarquizei diferentes zonas de acordo com o risco que a alimentação pode ter no desenvolvimento do pâncreas em formação do seu filho. Assim, detectei três zonas de risco bastante distintas.

Os três primeiros meses da gravidez

Ao longo do primeiro trimestre, o pâncreas surge e se localiza no abdômen do embrião, mas ainda não está conectado ao que você come nem é capaz de reagir aos alimentos.

Eis, de maneira muito sucinta, sua progressão nesses três primeiros meses.

Do ponto de vista embriológico, o pâncreas é oriundo de dois brotos microscópicos, um ventral e o outro dorsal, que aparecem pela primeira vez no 26º dia e, pela segunda vez, no 29º.

Na quinta semana, o broto ventral vai se dirigir para o dorsal, para se unir a ele, passando por baixo e por trás dele. Os dois brotos se encontram e se fundem ao longo da sétima semana.

Desse modo, o futuro pâncreas, se estiver no caminho certo, vai conseguir adquirir a única coisa que nos interessa: sua capacidade de secretar insulina.

Seria o mesmo que dizer que, durante esse período, os mecanismos epigenéticos não estão em funcionamento? De forma alguma, pois é um período em que se exercem os efeitos da "impressão parental". O fenômeno descrito e estudado há vinte anos nos faz entender que, também aqui, a epigenética exerce seu papel.

Normalmente, os espermatozoides do pai e os ovócitos da mãe foram desobstruídos de toda marcação epigenética que se instalou ao longo de sua vida. A desobstrução permite o nascimento de um novo indivíduo. Ora, constatou-se que certos genes de origem parental não são inteiramente "virgens" e, assim, vão exercer uma influência em sua expressão. Mais uma vez, aqui, as marcações epigenéticas se fazem pelo intermédio da metilação ou da modificação de histonas.

Desse modo, se a alimentação e o histórico de sobrepeso da mãe evidentemente impregnam o feto, descobre-se que a alimentação e o sobrepeso do pai também têm sua influência. Essa possível influência pode se exercer no primeiro trimestre.

Contudo, os efeitos dessa impressão ultrapassam meu propósito e minha ação. Por quê? Porque estou convencido da eficácia da educação dos pais durante uma gravidez. Sei disso por ter observado por décadas que é algo extremamente difícil de se obter. Pedir a seres humanos um comportamento estoico em um mundo de abundância e seus provedores de vícios é, certamente, algo virtuoso, mas também utópico.

Nos domínios que interessam aos hábitos alimentares, sei, por experiência, que apenas as estratégias de grande simplicidade, indolores e, sobretudo, extremamente curtas podem ser pedidas às pessoas. Assim, se você estiver se preparando para engravidar e se considerar suficientemente estruturada e acessível à profilaxia e à prevenção, meu evidente conselho, de todo o coração, é que comece a preparar agora uma alimentação que controle a qualidade e a quantidade de carboidratos industrializados.

Mas se estiver começando sua gravidez, concentre-se nesses nove meses — de maneira ainda mais particular, no quarto e no quinto meses. Nesses **60 dias** se situam os maiores riscos e a maior eficácia.

O quarto e o quinto meses

Eis que chegamos ao momento-chave da ação que proponho a você, esses 60 dias em que tudo que tive o prazer de explicar ao longo dos capítulos anteriores vai fazer sentido e encontrar uma aplicação prática.

Por que esses dois meses têm tanta importância?

Porque o pâncreas do seu filho entra, oficialmente, em cena e em funcionamento. Ao longo desses dois meses críticos, ele vai continuar a orquestração de um antigo plano de 200 mil anos que formará, com a precisão de um metrônomo, o órgão inteiro, o ator principal deste livro: um pâncreas, em posse de sua função endócrina. E é ao longo desse período que serão secretadas as primeiras gotas de insulina funcional.

Essa é a razão pela qual considero essas oito semanas de sua gravidez como o momento em que acontece o mais essencial para o futuro do pâncreas do seu filho. Um tempo extremamente curto em que o material genético humano entra abertamente em conflito com uma alimentação que, em parte, já não é mais humana.

Enquanto mulher do século XXI, a criança que você está carregando se desenvolve de acordo com um programa que é o mesmo desde as nossas origens. Esse programa foi criado em um tempo em que os carboidratos consumidos eram, em sua maioria, folhas e raízes, algumas bagas e gramíneas selvagens, quando havia, e apenas por intervalos muito curtos.

Hoje em dia, ele é confrontado com os carboidratos invasivos, aqueles em conserva ou em sachês que povoam as atraentes prateleiras dos supermercados, aqueles a que chamamos "os açúcares", que não existiam de maneira alguma.

Ora, no momento mais crucial de seu desenvolvimento, o pequeno pâncreas em formação do seu bebê recebe, em quantidade e em frequência não previstas pelo programa, a chegada do adversário contra o qual terá de lutar durante toda a sua existência: um nível de glicose que ele ainda não pode neutralizar completamente.

Farei uma comparação que poderá ajudá-la a compreender. Os pediatras recomendam aos pais que não deixem seus filhos andarem muito cedo. Por quê? Porque os ossos dos membros inferiores devem ter certa calcificação e solidez suficiente para sustentar o peso do corpo. Se os pais se anteciparem demais, o bebê aprenderá a andar um pouco antes que os outros, mas correrá o risco de crescer com as pernas arqueadas. Assim como o pâncreas do feto, a ossatura dos membros inferiores também possui uma zona de vulnerabilidade.

Pode-se muito bem viver com as pernas arqueadas, mas não tão bem com um pâncreas vulnerável, sobretudo em um mundo em que a industrialização dos alimentos continuará a crescer.

Desse modo, é nessa situação em que o pâncreas fetal é imerso na glicose maternal que a epigenética intervém.

A epigenética o faz intensificando o desenvolvimento do pâncreas, aumentando o número de células que secretam insulina.

Assim, quanto mais você comer açúcares invasivos, mais haverá glicose em seu sangue, e mais este a secretará até o momento do parto. Como a insulina não consegue neutralizar essa glicose senão transformando-a em gordura, a criança nascerá mais gorda, atingindo ou, muitas vezes, ultrapassando os 3,5 quilos.

Mas isso não para por aí. Quando crescer, a criança terá um risco ainda maior de continuar com sobrepeso a partir dos 6 meses de idade até os 5 anos; depois, na puberdade e na adolescência. Essa vulnerabilidade adquirida aumentará seu risco de se tornar precocemente intolerante à insulina, de continuar a engordar e, desse modo, chegar ao diabetes.

No entanto, VOCÊ detém o grande poder de impedir a crise, se evitar a nociva "tempestade de carboidratos" que recai sobre o pâncreas.

Basta que, durante dois meses, você modere sua ingestão dos carboidratos mais agressivos e invasivos. Durante dois meses apenas.

Diante da importância dessa questão essencial, você é capaz, de maneira muito simples e sem frustrações, de reduzir sua ingestão de "açúcares processados". Com isso, estou me referindo àqueles que são produzidos pela indústria depois de terem sido refinados, transformados, privados de fibras, como o açúcar branco extraído da beterraba vermelha e a farinha branca geneticamente modificada, dois autênticos desertos nutricionais.

Se você seguir o plano que vou lhe propor, **se simplesmente você comer como a sua avó comia quando tinha sua idade**, além de se sentir melhor, você protegerá seu filho de um perigo que ainda não mostrou de todo a que veio.

O problema é que, como todos nós estamos sujeitos à mesma alimentação, **pensamos que ela é normal**. Posso lhe garantir que não é, de forma alguma, na medida em que ela só existe nessa forma explosiva e altamente artificial há míseros cinquenta anos, ou seja, pouco menos que duas gerações. É por isso que faço alusão à alimentação da sua avó.

Além disso, sei que essa adaptação epigenética não se limita apenas ao sobrepeso, à obesidade e ao diabetes, mas intervém em todas as doenças da civilização. Escolhi orientar minha ação sobre o SOD por dois motivos. Antes de qualquer coisa, porque é meu território de competência e reflexão, de intensa implicação. Depois, principalmente, porque concerne e atinge um terço da humanidade.

O controle dessa epidemia, por maior e mais impressionante que seja, está, em parte, em suas mãos. O que vou lhe pedir não vai demandar ou causar frustração e privação. A questão é de uma importância tão grande — uma criança que inicia sua vida afortunada — que você vai vivê-la como um estimulante e compensador desafio.

Meu conselho é que você leia e releia os capítulos anteriores para que os fatos sejam inteiramente assimilados, para que compreenda cada vez mais os trabalhos científicos que se acumulam e sustentam meu projeto.

Mas, acima de tudo, siga seu instinto materno.

O açúcar industrial é seu inimigo potencial, enquanto a insulina é sua amiga, uma vez que salva sua vida a cada refeição rica em carboidratos. Ao mesmo tempo, porém, ela acaba fazendo com que você engorde. Você é adulta, tem tempo e inúmeras possibilidades de lutar contra isso, mas seu futuro bebê não dispõe dessas armas — ele está de mãos atadas. Você tem apenas uma atitude a tomar: controlar o excesso desses "açúcares". E não duvido, nem por um segundo, de que você vai aceitar o desafio.

Os quatro últimos meses

Ao longo dos quatro últimos meses de gestação, o pâncreas endócrino em desenvolvimento já está mais maduro e nos trilhos. Ele é ativo, funcional e secreta a própria insulina.

- Vejamos o caso de uma mãe desinformada que se alimentou como a maioria de nós durante o quarto e o quinto meses da gestação. Isto é, consumindo açúcares invasivos que não foram previstos em nossa programação genética. O bebê que essa mãe carrega vai entrar no sexto mês com um pâncreas já mais gordo e secretando mais insulina do que deveria.
- Durante esses quatro últimos meses, a não ser que a mãe mude sua alimentação, o bebê continuará a secretar cada vez mais insulina e, com isso, engordar também cada vez mais.

Em tal situação, entram em jogo outros parâmetros, como o peso da mãe e sua propensão pessoal ou familiar ao diabetes.

Se ela iniciou a gravidez com sobrepeso ou obesa, ou caso tenha antecedentes de resistência à insulina, corre o risco de desenvolver diabetes gestacional e, ao fim da gravidez, colocar no mundo uma criança com peso superior a 3,5 quilos.

Se, caso contrário, a mãe tiver o cuidado de controlar seu consumo de açúcares invasivos:

- seu filho terá formado um pâncreas de acordo com as expectativas da genética de sua espécie;
- a própria mãe engordará também conforme o normal, habitualmente entre 10 e 13 quilos;
- assim, ela não terá qualquer razão para desenvolver diabetes gestacional;
- e seu filho nascerá com um peso inferior a 3,5 quilos, protegido de qualquer vulnerabilidade ao sobrepeso, à resistência à insulina ou, ainda, à síndrome metabólica e ao diabetes.

E se muitas mulheres passarem a evitar os carboidratos mais agressivos durante o quarto e o quinto meses de gravidez, o número de crianças obesas ou diabéticas acabará diminuindo.

Para resumir

O primeiro trimestre que se encerra com a passagem do embrião tendo se tornado feto é um dos momentos mais estranhos e mágicos da eflorescência humana. Dentro do meu projeto, a importância desse período é parcial, pois o pâncreas insulínico ainda é apenas uma massa indiferenciada. Tenho apenas um conselho básico para sugerir, o qual você poderá confirmar com seu obstetra: não engorde muito nesse início de gravidez, ainda mais se já estiver com excesso de peso prévio.

Para o quarto e o quinto meses, sua missão é conter a concentração de glicose no seu sangue entre 0,8 e 1,10 grama por litro. Com esse nível, não apenas a glicose não é perigosa, mas indispensável. Para além disso, pode se tornar nociva. A partir de 1,40, se durar, a glicose torna-se tóxica.

Ao limitar seu consumo de açúcares invasivos, você poderá controlar sua glicemia e a que provém do feto. Você estará preservando seu pâncreas e evitando que se instaure a tal vulnerabilidade, que pode estragar sua vida.

Existem mulheres que têm a sorte de não sentir muita atração pelos "açúcares invasivos", tanto aqueles que têm sabor doce, como biscoitos e bolos, quanto os que são consumidos na forma salgada, como o pão ou o arroz branco. Por definição, tais mulheres têm um peso normal. Tanto elas quanto seus filhos não precisam de proteção particular.

No entanto, para as mulheres que se sentem muito atraídas por carboidratos rápidos, será preciso escolher entre essas ondas de recompensa com carboidratos e o extraordinário projeto de trazer uma criança ao mundo em boas condições de vida.

Há vinte anos os obstetras pedem às suas pacientes que parem de fumar durante a gravidez, e a maioria aceita o conselho, inclusive as que não conseguiram parar por si mesmas.

Mais recentemente, os pediatras estenderam suas recomendações ao álcool e, de alguns anos para cá, não é mais uma simples questão de reduzir, mas de parar: "Nem mesmo vinho, e nem um único gole."

Não sou o único a militar para que, às recomendações de largar tabaco e álcool, adicionem-se os *açúcares invasivos*, ao menos no quarto e no quinto meses, os mais críticos e decisivos do desenvolvimento do pâncreas fetal, do qual dependem tantas consequências.

Frequentemente, ouvimos os teóricos da "nutrição correta" afirmarem que não se deve demonizar alimento algum.

Mas, para isso, devemos pensar melhor na definição de "alimento". Tudo que podemos colocar na boca e engolir, ou mesmo assimilar, pode realmente ser considerado um alimento? Tomemos o caso do chocolate. No século XVII, o cacau era um medicamento que só se encontrava no boticário. Atualmente, a vodca é vendida no supermercado, mas o álcool a 90% é vendido na farmácia. Além disso, à definição de "alimento" é preciso adicionar a noção de quantidade. A beterraba é um alimento natural, o açúcar branco extraído dela se tornou um alimento. Mas podemos considerar como alimento um produto que precisa de 1.250 gramas de beterraba para se extrair 100 gramas?

O mesmo acontece com a uva, que é um alimento rico, mas muito protetor. O vinho extraído dela é, evidentemente, um alimento. No entanto, para além de certa quantidade, não é mais para matar a sede que tomamos vinho, ou pelo prazer de seu sabor, mas apenas pela embriaguez.

No que diz respeito aos carboidratos, a indústria alimentar utiliza dois ingredientes básicos para produzir a multiplicidade de seus produtos derivados. O açúcar branco extraído industrialmente da beterraba e a farinha branca, que é hoje extremamente modificada.

Assim nascem os biscoitos, as barras de cereais, os cereais matinais e a imensa gama de guloseimas que, todos os dias, penetram cada vez mais a nossa alimentação. Todos esses alimentos, aparentemente muito diversos, têm em comum o fato de nos darem sensações superfortes. Além disso, a digestão e a assimilação de tais alimentos, muito rápida, eleva violentamente a concentração de glicose no sangue, nos dando um efeito psicotrópico e reconfortante.

E, por fim, gostaria de salientar que os especialistas em diabetes mais responsáveis pedem às suas pacientes diabéticas que evitem cuidadosamente "os açúcares invasivos". De minha parte, estendo essa recomendação aos obesos.

Dizer que um alimento pode se mostrar perigoso não é demonizá-lo.

Quando se trata de uma mulher grávida, considero meu dever adverti-la de que o consumo de certos alimentos durante os dois meses em que o pâncreas de seu filho nasce e se estrutura deve ser monitorado e pode ter péssimas consequências. Acredite em mim: além do prazer de comer de maneira mais saudável, você estará oferecendo ao seu filho um bom pâncreas para o resto da vida.

Para os quatro últimos meses:

- Se os dois meses anteriores não tiverem sido monitorados, o pâncreas do feto terá mais células do que o previsto. A partir do sexto mês, as células vão se multiplicar menos, mas seu tamanho vai aumentar e o conjunto vai formar um pâncreas ao mesmo tempo grande, com células em demasia e que secreta mais insulina que o normal, com todas as consequências que isso pode trazer.
- Se os dois meses anteriores tiverem sido bem preservados, o prosseguimento seguirá na direção certa: um pâncreas saudável e robusto. Nesse caso, se você tiver me seguido até aqui, provavelmente terá se conscientizado de que os alimentos que não convêm ao seu bebê não a seduzem mais como antes.

Além disso, saiba que, ao longo do último trimestre da gravidez, você vai entrar em um período de resistência à insulina perfeitamente natural. O papel dela é, precisamente, fazer com que uma mulher grávida possa estocar gordura com mais facilidade para o fim de sua gravidez. No entanto, para você — que ao contrário da caçadora e coletora da origem da espécie não vive em condições de penúria —, a resistência à insulina pode fazer com que seu ganho de peso se acelere.

E, ainda aqui, o remédio permanece o mesmo: o controle de sua glicemia através da limitação de alimentos que a elevam muito rápido e com muita frequência.

Agora, vejamos como, na prática, se apresenta o roteiro que lhe proponho.

Capítulo 9

Sua alimentação durante o quarto e o quinto meses de gravidez

Ao longo do primeiro trimestre de sua gravidez, como já lhe disse, na ausência de um pâncreas funcional, seu bebê não tem capacidade de secretar insulina; logo, não tenho instruções particulares a lhe dar.

Os três primeiros meses

Apenas siga o que eu chamo de "os cinco básicos", cuja descrição você poderá encontrar em seguida, no programa para o quarto e o quinto meses.

Siga os conselhos que seu médico certamente lhe dará. Pare de fumar e não beba álcool. Caminhe por meia hora todos os dias.

Principalmente, tente controlar o estresse, pois inúmeros estudiosos já disseram que esse fator tem um papel epigenético ao longo da gravidez. Troque o estresse do dia a dia pela potência de realização e felicidade da gravidez que você está iniciando. Não deixe o insignificante ameaçar o essencial.

E isso é tudo para os três primeiros meses, nada mais. Aproveite-os, mas prepare-se para o que vem a seguir.

Quarto e quinto meses

Eis que chegamos ao olho do furacão, o momento mais importante para o nosso projeto comum: aquele em que sua intervenção será decisiva.

Ao longo desses dois meses, o pâncreas do seu bebê vai sofrer grande metamorfose e passar por mais transformações que em todo o restante de sua vida. Até aqui átonas, suas pequenas células, indiferenciadas e não especializadas, vão trabalhar para adquirir a capacidade de secretar insulina.

Assim que adquire tal competência, o pâncreas em formação é capaz de captar, em tempo real, o teor de glicose do sangue que é comum ao bebê. O pâncreas tentará responder secretando a quantidade de insulina que a situação lhe impõe.

Se, tendo sido informada a respeito de tal situação, você conseguir reduzir o teor de carboidratos industrializados e altamente processados em sua alimentação, o pequeno pâncreas vai amadurecer em função do programa genético que coordena esse conjunto de operações.

Se, ao contrário, sua alimentação permanecer igual àquela que prevalece atualmente, muito rica em alimentos que elevam a glicemia, você estará obrigando as células do pequeno pâncreas fetal a trabalhar em alto ritmo para limpar o excesso de glicose. É essa pressão anormal, não prevista pelo programa genético, que produzirá um pâncreas fragilizado, o equivalente a uma fechadura forçada, que nunca mais funcionará como previu o construtor.

Ao longo desses dois meses cruciais, gostaria de mostrar todas as consequências que, juntos, devemos procurar evitar:

- Um pâncreas endócrino com células em excesso e que, por conseguinte, também secretará insulina em excesso.
- Um feto que vai engordar mais rapidamente que o normal e nascerá com excesso de peso, motivo pelo qual criei este plano.
- Uma demanda muito precoce das células do corpo que, durante toda a vida, respondem às ordens da insulina. Quando impregnadas precocemente, essas células, tendo de absorver a glicose em excesso, já estarão fatigadas. É justamente a fadiga que abre as portas à resistência à insulina, ao sobrepeso e à obesidade e, em seguida, à síndrome metabólica e ao diabetes.

Estou convencido de que é a generalização globalizada dessa vulnerabilidade adquirida que nos faz entender a propagação fulgurante da atual crise do sobrepeso, da obesidade e do diabetes.

Ora, as únicas ligações entre o ambiente alimentar atual e o pâncreas em formação do seu bebê são você e sua alimentação.

Desse modo, você é a única,
em nome do bebê que vai nascer,
em um intervalo extremamente curto,
que pode selecionar, de maneira pertinente, os alimentos cuja glicose chegará ao seu filho.

Você é a única capaz de evitar a ocorrência dessa vulnerabilidade.

Chegou o momento de lhe confiar as maneiras possíveis de evitá-la.

Os cinco básicos fundamentais

Já lhe falei sobre essas cinco medidas, sobrevoando o período dos três primeiros meses. Provavelmente, você vai se surpreender com a simplicidade, a facilidade e o caráter óbvio das medidas. Saiba que, sozinhas, elas já são capazes de atenuar parte do risco.

Graças à sua simplicidade e sua importância, aconselho que siga as medidas ao longo de toda a gravidez, do primeiro dia e mesmo depois, caso amamente. **Para dizer a verdade, estou convencido de que a obviedade e o lucro que você vai tirar disso serão capazes de convencê-la a seguir o plano e aderir a ele pelo resto da vida.**

Caso possa incitá-la, saiba que eu mesmo o adotei, tanto para mim quanto para minha família, e tentei transmiti-lo a todos os que amo e, por extensão, a todos que se preocupam com a saúde, sua forma e seu bem-estar.

Nunca me cansarei de dizer o quanto considero os carboidratos invasivos ou "açúcares" como alimentos contra a natureza, cuja irrupção em turbilhão coincide, de maneira exata, com a crise do sobrepeso, da obesidade e do diabetes.

Então, você pode imaginar o quanto essa artificialidade nutricional pode fazer mal a um feto que segue um plano de desenvolvimento escrito há 200 mil anos.

Eis os cinco básicos:

1. Substitua o açúcar branco de cozinha (sacarose) por açúcar extraído da flor de coco

As recomendações sanitárias francesas e europeias são muito claras no que diz respeito aos adoçantes: eles são autorizados, ainda que nenhum estudo tenha sido realizado em mulheres grávidas. No entanto, não quero que essa limitação durante a gravidez sugira que sou contra o uso de adoçantes. Enquanto nutricionista, eu repito: o perigo dos açúcares é real e grave. São responsáveis pela dupla epidemia de obesos e diabéticos que já alcançou 2 bilhões de pessoas no mundo. Em nenhum país ou lugar do mundo, entidade sanitária alguma colocou em dúvida qualquer risco relacionado ao uso de adoçantes. Um estudo recente mostrou que, quanto mais uma mulher grávida consome refrigerantes com açúcar, maior é o risco de um parto prematuro — uma relação que não foi observada com o consumo de refrigerantes light.

Já falei sobre esses interventores politicamente corretos contrários a proibir qualquer alimento, sob o pretexto de que, em quantidades moderadas e ocasionais, nenhum pode ser considerado perigoso. Isso é verdade, mas se há pessoas que conseguem se contentar com um quadradinho de chocolate ou um cigarro depois das refeições, muitas outras não conseguem e ficam imersas na vontade de continuar.

Também há alimentos que se prestam à moderação, e eu nunca ouvi falar em compulsão alimentar por alho-poró. Mas o açúcar branco de cozinha não é um alimento, no sentido próprio do termo: é um produto cuja condensação, refinamento e concentração extrema fazem com que se torne uma substância quase farmacêutica. Agora, isso já se sabe, e começa-se a falar cada vez mais a respeito: o refinamento e a concentração obtidos ao longo da extração do açúcar lhe permitem ativar os circuitos cerebrais de recompensa, tal como agem as drogas mais pesadas.

Vejam o caso da papoula. Utiliza-se essa semente em alimentos nos países eslavos e orientais, mas com a concentração desses princípios ativos obtém-se o ópio!

Aconselho fervorosamente que você assista a um vídeo produzido por um pesquisador do CNRS de Bordeaux sobre ratos drogados com mamadeiras de cocaína durante duas semanas, até que se tornassem dependentes da droga.[27]

No 15º dia, os ratos, que se habituaram a mamar sua dose de cocaína em um canto de suas gaiolas, encontram, na outra extremidade, outra mamadeira. Eles hesitam, depois experimentam um pouco das duas, e escolhem sempre a segunda mamadeira. **Nela, há apenas água**

---

27. M. Lenoir, F. Serre, L. Cantin, S. H. Ahmed, "Intense sweetness surpasses cocaine reward", *PLoS ONE*, agosto de 2007, 1; 2(8), 698. Universidade de Bordeaux 2, Universidade de Bordeaux 1, CNRS, UMS 5227. Para mais detalhes: http://www.bordeaux-neurocampus.fr/fr/divers/com-archives/ahmed-sucreries.html

adoçada com açúcar branco. É preciso ver os movimentos de sucção do focinho e ouvir o som da mamada do roedor para verdadeiramente entender o que o açúcar pode fazer com um animal adulto — este que, a essa altura, já é muito mais elaborado que um feto entre o quarto e o quinto meses de gestação.

Para concluir esse assunto de extrema importância, meu conselho é o seguinte: como não existem estudos de larga escala sobre os adoçantes e a gravidez, sugiro que, por prudência, durante a gestação, você evite os adoçantes e utilize apenas a flor de coco — um autêntico açúcar de fruta que contém um índice glicêmico muito baixo e nenhuma influência sobre a taxa de glicose, nem materna, nem fetal.

2. Prefira o pão integral ao pão branco

Quando falo do pão branco, falo de todos os pães feitos com **farinha branca industrial.** O trigo é um cereal selvagem, processado a partir do momento em que o homem se tornou mais sedentário. Desde o início da civilização até a metade do século passado, as espécies evoluíram muito pouco. Mas, de cinquenta anos para cá, a agricultura mudou radicalmente o caminho dessa evolução, quando começou a multiplicar os cruzamentos e hibridações a fim de obter espécies cada vez mais "dóceis". Hoje, o trigo se tornou o cereal moderno mais modificado pela espécie humana.

A indústria continuou a explorar tal desvio, fazendo com que a farinha passasse por tratamentos físicos e químicos, que a tornaram cada vez mais fina, peneirada e pulverizada.

Assim, a farinha branca de trigo se tornou pobre em fibras, minerais e vitaminas. No entanto, tornou-se mais rica em amido. O pão branco e o pão de forma industrializados, fabricados com essa farinha, tornaram-se verdadeiros "desertos nutricionais", e os carboidratos contidos são extremamente invasivos. Continuo insistindo para que se lembre sempre: o índice glicêmico da farinha branca industrializada e do pão branco com a qual é produzido é de 80, superior ao da própria farinha branca, que tem IG 70.

E o pão de farinha "completa"?

Mesmo sendo industrializado, costuma ser recomposto: nada mais é do que um pão branco ao qual se **adicionou** farelo de trigo. Tal recomposição artificial é uma espécie de maquiagem do mercado, um mero reboque não soldado que vai se desfazer no caminho da digestão. A farinha branca, que avança mais velozmente que o farelo, vai se destacar assim que chegar ao estômago, e partirá em direção ao intestino delgado. Depois, passará ao sangue, com a mesma velocidade que a farinha branca, produzindo a elevação de sua vizinha, a glicemia. Quanto ao farelo, este vai chegar após o fim da batalha, quando o "branco da farinha" já tiver sido transformado em glicose, e a insulina, já convocada.

O que acontece com o pão integral é bem diferente, pois é integralmente fabricado com o cereal moído, mas sem peneiração. A farinha obtida é composta por partículas nas quais a farinha e o trigo estão íntima e naturalmente ligados. Essa farinha continua contendo, integralmente, suas fibras e seu gérmen. O gérmen torna-se rapidamente ranço e obriga os padeiros a moê-lo muito depressa e utilizá-lo todos os dias.

As características do pão integral lhe conferem um índice glicêmico extremamente baixo (entre 35 e 40), que não solicitará o pâncreas senão modestamente, nessa fase de desenvolvimento ultrassensível.

Durante o quarto e o quinto meses, dê-se ao luxo de consumir pão integral orgânico com levedura, preparado à moda antiga: com farinhas "moídas em um moinho de pedra, amassamento manual suave e fermentação lenta".

3. Substitua o arroz branco pelo arroz integral

O arroz é um cereal asiático que se tornou globalizado no século XX. Atualmente, é suficientemente consumido para ser usado de maneira útil.

Durante a gravidez, recomendo que você substitua o arroz branco pelo arroz marrom integral, por razões muito similares às do trigo. O arroz branco consumido hoje em dia é descascado e polido para aumentar seu rendimento e, também, para torná-lo mais atraente. Desse modo, perde boa parte de seus antioxidantes e todas as suas fibras, que freiam sua assimilação durante a digestão.

Em recente pesquisa epidemiológica, publicada pelo *British Medical Journal*, uma equipe de médicos de Harvard revisou inúmeros estudos realizados nos Estados Unidos, na China, na Austrália e no Japão, feitos com mais de 350 mil pessoas e durante longos períodos. Eles concluíram que um consumo de arroz branco aumenta para 25% o risco de desenvolvimento de diabetes. O risco pode chegar a 55% para os grandes consumidores regulares de arroz nos países asiáticos.

Se você gosta de arroz branco, consome muito e regularmente, é muito importante que, durante esses dois meses, substitua-o por arroz marrom ou integral. Mas, mesmo nessa forma, tente não passar de uma porção diária. Se tiver dificuldades em limitar a quantidade, consuma arroz basmati integral, que não é fácil de encontrar e um pouco mais caro que os demais.

4. Substitua massa branca por massa integral

As massas são fabricadas com duas variedades de trigo: o duro, para a massa seca, e o mole, para as massas frescas e os macarrões asiáticos. A dureza do trigo faz com que ele resista mais aos ácidos da digestão e que passe mais lentamente ao sangue que o trigo mole. Prefira comer massas fabricadas com trigo duro.

Por motivos similares, o que você deve adotar, acima de tudo, é a massa integral, pois é fabricada com grãos de trigo que não foram descascados. A massa integral é mais rica em vitaminas e minerais, mas é seu teor de fibras que mais deve interessar a você — sempre na mesma lógica da redução do poder invasivo dos açúcares.

Desse modo, o ideal é preferir massas ao mesmo tempo integrais e de trigo duro.

Além disso, é importante tomar cuidado com o cozimento da massa. Faça como os italianos: consuma-a *al dente*. Compreenda que tudo que ataca a resistência de um alimento, por exemplo, seu cozimento, constitui uma pré-digestão, um trabalho que será evitado durante a digestão em si, mas que vai acelerar ainda mais a assimilação do alimento e a elevação da glicemia.

Em contrapartida, não pense que a massa integral é menos apetitosa que a branca. Para algumas pessoas que a consomem regularmente, são mais densas, mais consistentes na boca e mais rústicas.

Esse conselho, assim como os anteriores, não se destina à mulher adulta que você é, a não ser que já apresente problemas de sobrepeso ou tenha propensão ao diabetes. Os conselhos dizem respeito ao seu bebê, cujo pâncreas deve ser protegido na travessia dessa parte crucial de seu desenvolvimento.

5. E, finalmente, substitua o suco de fruta pela própria fruta, a fruta inteira

Por quê? Ainda pelo mesmo motivo: evitar a tendência atual da indústria, que se apropria do natural para torná-lo artificial. Sob o pretexto de fabricar um alimento mais "conveniente", um termo usado pelos americanos que quer dizer mais prático, mais confortável, fácil de comprar e consumir, a indústria se apossou das frutas para transformá-las em suco.

E como respondem seus defensores? Pois bem, o suco de frutas, simplesmente, já não pode ser considerado um alimento. O fato de espremer uma fruta transforma um alimento que pode ser mordido e mastigado em um líquido que se bebe.

O princípio é sempre o mesmo, para tudo:

Quanto mais um alimento for transformado, mais solicitará o pâncreas.

Isso acontece por uma razão simples. Todo alimento transformado deve, imperativamente, ser desmantelado até seus elementos mais básicos para conseguir passar ao sangue.

Existem duas maneiras de fazê-lo: ou você o digere na forma integral, ou o consome previamente transformado, processado, espremido ou cozido. Quanto mais um alimento for "previamente digerido", mais rápido vai atravessar seu aparelho digestivo. Se for um alimento rico em carboidratos, mais veloz e massivamente será transformado em glicose e, em seguida, demandará a secreção de insulina.

Quando você espreme uma fruta, uma laranja, por exemplo, observe o que fica no espremedor: toda a trama fibrosa da polpa separada da fruta, um trabalho que seria seu, caso consumisse a fruta direto da árvore.

É por isso que lhe peço que, durante os seis últimos meses de gravidez, substitua os sucos de fruta pelas frutas verdadeiras.

Aproveito a ocasião para mencionar um clichê comum a muitas pessoas: a recomendação de profissionais da área de saúde de se consumirem cinco frutas e legumes por dia.

É difícil contestar a importância dessa medida, mas, sob essa forma, a recomendação pode se revelar uma fonte de ambiguidade. Reagrupar cinco unidades de duas famílias de alimentos ao mesmo nível dá a entender que as frutas e os legumes são intercambiáveis, o que não está correto e pode levar, em determinadas circunstâncias, a excessos prejudiciais.

Tudo que a fruta contém de vitaminas, sais minerais e fibras, os legumes também possuem. No entanto, uma grande diferença separa essas duas famílias de alimentos. Podemos resumi-la dizendo que *uma fruta é um legume adocicado*.

Tomemos alguns exemplos: uma porção média de laranja ou de abacaxi contém 4 gramas de glicose; na porção de pêssego, há 5 gramas, 6 na de melancia, 8 na de uva, 10 na de pera.

Enquanto isso, não há 1 único grama de frutose no espinafre, nos cogumelos, no aipo, no brócolis ou na alface e apenas 1 ou 2 gramas na berinjela, nos aspargos, na couve e no tomate. Apenas a cenoura e a beterraba podem ir além de 2 gramas de frutose.

A presença da frutose não é uma questão para um indivíduo cujo pâncreas é saudável, mas sim para aqueles que possuem um pâncreas vulnerável. É o caso dos diabéticos, a quem se desaconselha o excesso de consumo de frutas.

Em um estudo do *British Medical Journal*, estudiosos exploraram dados baseados em 187 mil pessoas acompanhadas durante 24 anos, entre as quais, durante esse período, 12 mil desenvolveram diabetes tipo 2. Comparando o consumo de frutas inteiras e de sucos de fruta, os médicos constataram que substituir três porções de suco de fruta por frutas inteiras diminuía o risco de diabetes em 7%, chegando mesmo a 12% para a toranja, 14% para a maçã e as peras e 19% para a uva (se você comer a uva do cacho e não em suco de garrafa).

Durante muito tempo acreditou-se que a frutose, tendo um poder adoçante superior ao do açúcar branco e um índice glicêmico baixo, podia ser utilizado como alternativa ao açúcar.

De fato, atualmente, já se sabe que a frutose é mais perigosa para o diabético que a glicose, pois é transformada em gordura pelo fígado com muita rapidez. Assim, eleva o nível de triglicerídeos sanguíneos e, principalmente, facilita a passagem do corpo ao estado de **resistência à insulina**.

Desse modo, o que já é um risco para o pâncreas fatigado do diabético o é ainda mais para o pâncreas do feto durante os seis meses em que o órgão está em formação. O risco aumenta, sobretudo, durante o quarto e o quinto meses, momento em que se forma e em que o fluxo de açúcar o obriga a uma reação, cuja reincidência deixará um rastro em sua constituição e em seu futuro.

Além disso, se você puder fazer um esforço e só comprar frutas orgânicas, não hesite em fazê-lo: escolha você mesma suas frutas, tomando cuidado para que estejam em bom estado. Assim, você poderá consumi-las ainda com a casca, parte que contém a maior concentração de vitaminas e fibras.

Evite também consumir frutas isoladamente, pois estas contêm apenas carboidratos. Adicionar proteínas e lipídios, mesmo que apenas um pouco, reduz seu poder de penetração e seu impacto no pâncreas. Uma simples noz com uma colher de queijo cottage bastam para retardar a digestão e a assimilação de uma fatia de abacaxi.

Procure sempre consumir suas frutas depois das refeições, nunca antes. Por quê? Pelo mesmo motivo que obriga um Maserati a circular na mesma velocidade que um trator, caso tente segui-lo em uma estrada estreita, sem conseguir ultrapassá-lo.

Procure também não consumir frutas maduras demais, pois a conversão de amido em açúcar simples (frutose e glicose) passa a ser muito mais pronunciada.

Além disso, as frutas não são todas iguais. Por isso, aconselho que você leve em conta sua escolha em sua própria glicemia e no pâncreas do seu filho.

Alguns exemplos de classificação, como os ventos, de acordo com sua "força" decrescente em carboidratos:

Força 10: tâmara
Força 9: lichia sem caroço e em conserva
Força 8: melancia, melão, abóbora
Força 7: uva-passa, batata-doce, figos secos
Força 6: abacaxi, damasco, banana madura, kiwi
Força 5: melão, castanha, papaia, nêspera, manga, caqui, lichia, uva fresca
Força 4: ameixa seca
Força 3: nectarina, maçã, laranja, coco, ameixa, figo fresco, pêssego, pera, toranja, maracujá, tangerina
Força 2: groselha, cassis, cereja, morango, framboesa, amora, mirtilo, goji berry, tomate, maracujá, fisális
Força 1: ruibarbo, oleaginosas (amendoins, pinhão, amêndoas, nozes, castanha-de-caju, pistaches, avelãs, azeitonas)

Na prática, como se alimentar durante esses dois meses

O objetivo fundamental do projeto que apresento com meu plano, mais uma vez, diz respeito apenas à proteção do desenvolvimento do pâncreas de seu filho. De forma alguma estou tratando do seu peso. Neste roteiro, nada pode ser considerado como uma dieta para emagrecer.

Ao fim do primeiro trimestre, a partir do 91º dia de gravidez, o programa genético vai, progressivamente, transformar as células-tronco embrionárias do pequeno pâncreas em *células-beta*, capazes de fabricar insulina. Quando a maioria das células tiver chegado à maturidade, a produção de insulina será, enfim, fluida.

Nosso objetivo é que nada perturbe o funcionamento desse órgão. Se chegarmos ao nosso objetivo, seu filho terá muito menos riscos de adquirir vulnerabilidade ao sobrepeso e ao diabetes. Ele vai dispor de um pâncreas "normal", capaz de absorver a glicose a partir do momento em que sua concentração se torna tóxica — e isso por toda a vida.

Vamos dar um exemplo: não sendo diabético, você se levanta de manhã com um nível de glicose sanguíneo compreendido entre 0,8 e 1,05 grama por litro. Você toma seu café da manhã com pão de forma e geleia e, em função da quantidade absorvida, o nível se eleva e culmina entre 1,3 e 1,5 grama.

Na hora do almoço, se você comer um sanduíche ou, em um restaurante chinês, arroz branco e alguns camarões, terminando com um sorvete, essas mesmas células-beta continuarão sendo solicitadas. Se, no meio da tarde, você comer uma barra de chocolates como lanche, vai continuar alimentando seu corpo com carboidratos invasivos.

Atualmente, esse modelo alimentar tende a ser o padrão para a mulher que vive na cidade. Ela trabalha e nem sempre tem tempo ou dinheiro para se alimentar de maneira mais tradicional.

Se for o seu caso, você é adulta e, mesmo que não seja o melhor modo de se alimentar, as consequências virão muitos anos mais tarde.

Mas não é a mesma coisa para a célula-beta do pâncreas de um feto que entra no quarto mês de gestação. O programa genético que orquestra seu desenvolvimento não foi concebido para receber tão precocemente uma dose tão alta de glicose no espaço de um dia. Imagine a primeira vez que um aprendiz de marinheiro vai ao mar e tem de enfrentar uma grande tempestade...

Essas primeiras células balbuciantes e que quase não conseguem secretar insulina começarão a trabalhar muito cedo para realizar uma tarefa que ultrapassa suas capacidades. Se a alimentação materna não prevista pelo programa genético se mantiver durante dois meses, o pâncreas da criança será muito agredido. Solicitado e estafado muito precocemente, ele vai se tornar grande demais, secretará insulina demais e produzirá sobrepeso, fatigado antes mesmo de cumprir sua tarefa.

No entanto, essa sensibilização excessiva não se limita apenas às células pancreáticas: ela tem impacto em todas as demais células do corpo que utilizam a glicose como carburante. Em primeiro lugar, as células do fígado e dos músculos, que, além de consumir glicose, estocam-na em forma de glicogênio. Tendo sido solicitadas excessivamente cedo e com alta frequência, as células perderão sua sensibilidade à insulina antes do normal e acabarão se tornando resistentes à insulina.

Você entende a importância que atribuo a sua alimentação ao longo desses dois meses, 60 dias que, sozinhos, podem modificar o futuro de uma das funções mais importantes para a qualidade e a duração da vida do seu filho.

Durante esses dois meses, peço que você se alimente por dois. Não para se alimentar duas vezes mais, mas para alimentar duas pessoas diferentes pela mesma boca.

Durante esses dois meses dos quais estamos falando aqui, sua alimentação e a alimentação do seu filho devem estar de acordo em um ponto importante: o teor em açúcares processados.

Você é capaz de tolerá-los, mas não seu filho.

Para que essa maneira de se alimentar seja a mais simples, clara e agradável possível, vou considerar a grande família dos carboidratos e dividi-la em três partes de nocividades diferentes para o desenvolvimento do jovem pâncreas:

- A primeira contém os alimentos mais invasivos e penetrantes. Peço que os elimine.
- A segunda contém alimentos também ricos em carboidratos, mas menos processados. Peço que controle a quantidade.
- O terceiro grupo também tem base de carboidratos, mas sua composição é mais natural. Você pode consumi-los à vontade.

Lista I:

Os alimentos ricos em carboidratos que você deve eliminar durante esses dois meses

Classifiquei-os em ordem decrescente, em função de seu potencial invasivo que pode impactar o desenvolvimento do pâncreas fetal.

- **A cerveja**
É, provavelmente, o alimento que o pâncreas de um adulto menos pode tolerar; imagine um pâncreas ainda em formação. De todo o modo, é uma bebida alcoólica que já lhe foi proibida por seu obstetra.
- **A batata**
- **A batata em flocos instantânea**
Nessa forma industrializada, ela entra na categoria dos "alimentos martirizados". A indústria se esforça muito para transformá-la em um produto atraente, prático e fácil de preparar, mas, ao mesmo tempo, é um dos alimentos sólidos mais rapidamente assimilados pelo organismo e, por conseguinte, dos mais agressivos para o pâncreas.
- **A batata cozida e descascada**
- **A batata assada**
- **A batata frita**
- **A batata chips**

- **Nhoque**
- **Os pães branco e as torradas**
- **O pão branco sem glúten**

Você ficará surpresa com essa desconfiança em um momento em que a alimentação sem glúten está tão na moda. Gostaria de deixar claro que falo da gravidez e, mais precisamente, dos dois meses que você está atravessando agora. Se não for intolerante ao glúten, nem você, nem seu filho têm motivos para não consumi-lo. Nesse caso, saiba que o glúten, como todas as proteínas, torna a digestão mais lenta, assim como a assimilação dos açúcares contidos na farinha de trigo. Além disso, quando você come pão sem glúten, trata-se de um pão do qual foram eliminados cerca de 10% das proteínas. Logo, é um pão que, mecanicamente, contém ainda 10% mais carboidratos.

- **Os biscoitos de pura farinha branca**

Aqui, os inconvenientes da farinha branca são reforçados pelo fato de os biscoitos, como o próprio nome indica, serem cozidos duas vezes, o que aumenta ainda mais o poder de penetração da farinha. Oriunda do trigo selvagem domesticado no período neolítico, eis-nos hoje diante de uma espécie falsificada ("o antigo lobo que se tornou um yorkshire"), depois processada, refinada, cozida, até se tornar um "biscoito".

- **Os pães de forma (e todos os pães) ultrabrancos**

Como a crosta do pão é um pouco mais resistente à digestão que o miolo, seguindo a lógica das portas abertas aos carboidratos, os produtores a retiraram de seu pão.

- **A baguete branca**

Sei que, na França, a baguete faz parte da tradição, sendo até mesmo sagrada. Mas lembro a você que durante dois meses o alimento em questão deve ser banido de sua alimentação. E que a gravidez também é algo sagrado, e seu sacramento permanece por toda a existência.

- **Os cereais matinais**

Já expliquei detalhadamente que as transformações industriais impostas ao milho o tornam cada vez mais penetrante. Os cereais matinais representam o típico alimento transformado em um alimento de aparência e consistência agradáveis, em detrimento de seu valor nutricional. Estou convicto de que esse alimento, inventado nos Estados Unidos, é um dos grandes responsáveis pela epidemia da obesidade americana. *Principalmente por ser um alimento destinado ao café da manhã das crianças, uma idade e um momento do dia em que o risco de ingestão de carboidratos é ainda maior.*

"Todas as manhãs, os cereais matinais contribuem para sua vitalidade e seu equilíbrio." É o que lemos nas embalagens desse produto cada vez mais consumido...

No entanto, dentro da grande família dos cereais matinais, nem todos são tão agressivos e diabetogênicos. Alguns contêm mais proteínas e gorduras. Por mais paradoxal que pareça, o fato de os cereais matinais conterem chocolate reduz seu índice glicêmico e seu impacto no pâncreas fetal. Desconfie de certos cereais que se apresentam como produtos de dieta, ou até mesmo como "produtos emagrecedores". Eles são ainda mais nocivos.

- **O amido de milho**

Certas pessoas utilizam-no em pequenas doses para engrossar molhos. Nesse caso, o risco é bastante reduzido, mas, se puder esperar até o fim desses dois meses, será ainda melhor para o pâncreas em formação do seu futuro bebê.

- **Os tipos de arroz considerados agressivos**
- **O arroz de cozimento rápido**

Para ganhar tempo, os produtores passaram a pré-cozer o arroz. Essa ação no alimento representa uma pré-digestão física que eleva o potencial de penetração dos carboidratos do arroz.

- **O arroz glutinoso**

É o arroz que encontramos, essencialmente, em restaurantes chineses. À pergunta: "Normal ou glutinoso?", responda: "Normal", durante esses dois meses. O arroz normal aparece na categoria seguinte das minhas recomendações.

- **O arroz expandido**

É um arroz que foi rompido, sob o efeito conjugado de forte pressão e de vapor de água. Isso o torna um alimento fácil, divertido, com um volume que pode triplicar, mas que se digere sempre mais rápido, o que lhe confere um poderoso grau de penetração.

Na Índia, em todos os lugares onde ainda há gente que sofre de fome, o arroz expandido (*Pori*) é utilizado como presente religioso. As tradições alimentares sempre utilizaram o religioso para operar no sentido de sobrevivência das populações. O prestígio adquirido por essa sacralização incitou cada vez mais os indianos a consumir e a utilizar o arroz expandido, pois tal transformação faz dele um alimento de primeira necessidade nas zonas de maior miséria.

Sem dúvida, o fato de expandir o arroz o torna mais lucrativo e lhe confere uma vantagem em favor da sobrevivência. Ele não torna o arroz mais calórico, mas faz com que chegue de forma mais rápida e maciça ao sangue. Uma grande quantidade de insulina secretada transforma esses açúcares-relâmpago em gordura. O que já foi uma bênção para os indianos desnutridos é hoje considerado um alimento perigoso, tornando-se muito nocivo em um contexto de grande abundância e de industrialização da alimentação.

- **As bolachas de arroz**

Aqui temos os mesmos argumentos que se aplicam ao arroz expandido. Mas, além disso, como são apresentadas como "bolachas orgânicas", acabam sendo classificadas na categoria de lanches saudáveis e equilibrados, enquanto o que acontece é o extremo oposto. O fato de serem leves — pesam, em média, 8 gramas — também é utilizado como argumento de marketing para nos fazer pensar em outra leveza, a da silhueta. É importante distinguir bem a noção de "orgânico" da noção de risco glicêmico. Um alimento pode ser cultivado nas melhores condições e ao abrigo de pesticidas, mas continuar sendo diabetogênico.

- **Os biscoitos ricos em farinha branca**

Esse tipo de biscoito deve ser eliminado da sua alimentação nesse período de extrema sensibilidade. Mas atenção: isso não significa que todos os biscoitos estão proibidos.

Para ser perfeitamente claro e concreto, quando você lê a tabela nutricional, a lei obriga os produtores a indicar o teor em carboidratos contidos em 100 gramas de produto. Assim, se quiser realmente estimar o "risco dos carboidratos" de um alimento, não para você, mas para o desenvolvimento do pâncreas de seu filho, é importante compreender o que significam tais teores.

Em um biscoito, o que se diz serem os "carboidratos" provêm essencialmente do cereal utilizado e do açúcar. Como sabemos que a farinha branca possui um índice glicêmico ainda mais elevado que o do açúcar, esses dois ingredientes vão entrar em uma verdadeira maratona para ver quem chega primeiro ao sangue. Pode parecer inimaginável, mas o vencedor será a farinha branca.

Caso não sofra de diabetes ou de sobrepeso, você poderá tolerar esse tipo de biscoito durante anos. Caso seja diabético, consumi-los representa enorme pressão em seu pâncreas, o que é preferível evitar. Mas se você estiver grávida, a pressão vai se exercer em um órgão ainda em desenvolvimento. E se o consumo for muito regular, o risco de fragilizá-lo e torná-lo definitivamente vulnerável é muito alto.

Os biscoitos são um dos produtos mais consumidos no setor da alimentação rápida. Atualmente, para seu filho — mas, amanhã, para você mesma —, é importante que você saiba como escolhê-los. Para tanto, você vai precisar de apenas três referências: o teor de carboidratos, o teor de açúcar branco e a natureza do cereal utilizado.

Se for um "trigo" sem qualificativo, a farinha utilizada é a branca, de absorção ultrarrápida. Se a farinha indicada for a "completa", é, na verdade, a farinha branca à qual se adicionou um pouco de farelo de trigo, que, no estômago, será separado e terá o mesmo valor nutricional da farinha branca. Caso seja uma farinha integral ou de centeio, aí, sim, o potencial invasivo será muito menor.

O cereal mais lento que existe é o farelo de aveia, pois seu índice glicêmico é de 15, ou seja, mais de cinco vezes mais lento que o da farinha branca, que é de 85.

Peço a você que seja prudente na leitura da embalagem dos biscoitos. Não confie apenas na publicidade feita pelos fabricantes, que ousam dizer que seus produtos são "dietéticos". Confie somente nos ingredientes e no teor de carboidratos, nos números indicados na embalagem, pois estes passam por mais controles que as palavras publicitárias.

Ao fim da gravidez, aconselho que conserve o hábito de verificar as três referências: é benéfico tanto para você quanto para sua família.

Para além de 50 gramas de carboidratos oriundos de farinha branca processada e de açúcar branco processado, o pâncreas é muito solicitado. E, mesmo que não for apenas pelo pâncreas do seu feto, é muito mais simples começar a consumir biscoitos preparados com farinha **integral**, mais densa, mais consistente e com um gostinho de coisas do campo. Infelizmente, é algo difícil de encontrar nos grandes supermercados.

- **O açúcar branco ou a sacarose**

Como você pode ver, o açúcar branco nem está no topo da lista. Saiba que sua cor, por mais marrom que venha a se apresentar, não muda em nada seu valor nutricional. Como já disse algumas vezes, trata-se de um verdadeiro "deserto nutricional".

- **Todas as balas e doces, duros ou moles**

As balas e os doces são, essencialmente, feitos de açúcar, mas, ao contrário do açúcar (que puro raramente é consumido às colheradas), as balas e os doces são acidulados, coloridos, prontos para consumir.

- **Os refrigerantes com açúcar**

Nesse tipo de bebida, encontramos principalmente água e açúcar. Possuem, em sua maioria, mais de 100 gramas de açúcar por litro, o equivalente a 20 quadradinhos de açúcar. Em 2012, Michael Bloomberg, prefeito de Nova York, tentou proibir *o uso de copos de mais de meio litro de refrigerante* em sua cidade. À época, como conhecia minha luta contra os açúcares invasivos, pediu-me que lhe apoiasse. Como conseguiu a autorização do departamento sanitário da cidade, ficamos muito felizes. Mas a influência da bebida do país (ABA) conseguiu impedir a medida junto às autoridades federais.

- **Os sorvetes de fruta doces**

São compostos por suco de fruta, ao qual se adicionam água e açúcar. Mesmo que sejam mais calóricos que os sorvetes de fruta, os sorvetes cremosos contêm leite e ovos, ou seja, proteínas e lipídios, o que freia a penetração do açúcar. São, assim, menos perigosos; em todo o caso, apenas para quem não tem problemas de sobrepeso. Ao longo desses dois meses, elimine totalmente o consumo de sorvetes de fruta e evite os sorvetes cremosos o máximo que puder.

- **Macarrão de trigo mole**

Você vai ter de esperar... até que seu bebê tenha um pâncreas mais maduro. Felizmente, existem outros tipos de massas, como as de trigo duro: espaguete *al dente*, por exemplo.

- **A tâmara seca**

Provavelmente, a fruta mais doce que existe. Ao lado da uva-passa, é a única fruta que você deve eliminar durante os dois meses decisivos de sua gravidez.

Lista II:

Os carboidratos que devem ser evitados ao longo desses dois meses

Na primeira lista, pedi que você **eliminasse** certos alimentos, por serem muito agressivos para seu filho.

Nesta segunda lista, peço apenas que os **evite**.

A minha esperança na realização e no futuro deste projeto é tão grande que procuro sempre preservar minhas pacientes de todo tipo de frustração.

Tenho absoluta consciência de que cada gravidez é diferente. Talvez você esteja se perguntando se as recomendações que lhe dou são válidas para todas as mulheres.

No que diz respeito à primeira lista, posso dizer, sem hesitar, que sim. E isso independentemente do seu peso, sua hereditariedade, sua atividade física, pois tais alimentos ultrapassam MUITO o âmbito da alimentação humana. São alimentos comestíveis, mas que entram em conflito com o fundamento biológico da nossa humanidade.

Por quê? É muito simples: não fomos concebidos e programados para receber tais alimentos. Não possuímos os órgãos capazes de aceitá-los durante muito tempo.

Para falar do pâncreas adulto, gostaria de retomar a metáfora da fechadura e da chave errada. Quando forçada, a fechadura se abre ainda com rangidos durante certo tempo. No entanto, com maior demanda de esforço, em algum momento, acabará se rompendo totalmente.

A comparação aplica-se apenas ao pâncreas do adulto atual. Você talvez esteja pensando que o seu vai muito bem, mas há muitos outros que, todos os dias, se esgotam e cedem.

Na França, o número de diabéticos dobrou entre a geração de uma mãe e sua filha.

O mesmo acontece com a progressão da obesidade.

• Recentemente, embora pouco se tenha falado sobre isso, um fato de extrema gravidade veio à tona. Em 2012, a França contava com 2,9 milhões de diabéticos.

Em 2016, esse número saltou para 6,1 milhões.

Ao recomendar meu plano alimentar, não estou pensando no seu pâncreas, mas no do seu filho. Essa aceleração desconhecida é improvável e injustificável. Estou certo de que ela se explica pela vinda ao mundo de crianças portadoras de pâncreas "malformados", fragilizados, que deixam a porta aberta para a entrada do sobrepeso e, sobretudo, do diabetes.

Ao prescrever esse plano alimentar, não é por acaso que penso, em primeiro lugar, no pâncreas do seu bebê, e não no seu próprio.

Quando você veio ao mundo, há provavelmente 25 anos — o que separa uma geração de sua geração anterior —, tenho certeza de que sua mãe, quando grávida, não tinha acesso aos mesmos produtos de supermercado que você.

Ela mesma já esteve no ventre materno, nasceu e foi criada em um mundo onde o pão ainda era venerado, mas feito com uma farinha bastante diferente. Um mundo em que, uma vez por semana, as próprias mães preparavam doces e bolos; um mundo em que os cereais matinais, o arroz expandido, o pão de forma sem casca, o arroz de cozimento rápido e, talvez, até mesmo a Coca-Cola ainda não tinham sido inventados. Um mundo em que comer carne com ketchup era motivo de piada.

Atualmente, ao escrever este livro e ao implorar-lhe que siga seu plano, o que me interessa, acima de tudo, é o pâncreas da menininha ou do menininho que você vai trazer ao mundo. O pâncreas da geração que começa agora, à qual seu filho pertencerá.

A fabricação dessa pequena fechadura deve ser feita com calma, a salvo de choques. Seu manual de instruções deve ser respeitado.

Desse modo, no que diz respeito à segunda lista, a questão mais importante é a quantidade. Caso você seja perfeccionista e consiga eliminar totalmente os alimentos que nela se encontram, penso eu que terá razão. Mas se você ou seu médico julgarem que é possível consumi-los ocasionalmente, peço-lhe apenas que restrinja ao máximo a quantidade de consumo.

- **O arroz branco**

Aquele servido em restaurantes chineses ou japoneses. Se não puder evitar, tente nunca comer toda a porção. Cuidado! Evite o arroz glutinoso que, por ser branco, está entre os mais invasivos. Já o classifiquei na lista anterior como um *alimento a ser eliminado*.

- **O cuscuz branco de moagem fina**

O cuscuz se divide em três tipos de moagem: a grossa, a média e a fina. Você deve evitar apenas o de moagem fina. Isso confirma a ideia segundo a qual quanto mais se age física ou quimicamente em um alimento, menos o trabalho digestivo é requerido e menor é a resistência no momento de sua chegada ao sangue.

A moagem grossa é quase impossível de ser encontrada em supermercados. É a base do cuscuz marroquino, que é delicioso, mas que pede alguns minutos a mais de cozimento. Se a consistência granulosa lhe for agradável à boca, você certamente vai gostar desse tipo de moagem.

Independentemente da moagem, evite cozimentos longos demais, pois aceleram a transformação dos carboidratos em glicose.

- **A sêmola normal**

Durante esses dois meses, privilegie a sêmola integral, de cozimento curto.

- **Pão com 30% de centeio**

Aqui estou falando do pão COM centeio, que contém apenas 30% do ingrediente, e não do pão DE centeio, que possui 60%. A diferença entre os dois é que os 30% que os diferenciam são, habitualmente, a presença de farinha branca.

- **Milho em grãos e em conserva**

Os grãos, isolados de sua espiga, envelheceram em conserva e no líquido nele contido. Por esse motivo, sofrem uma pré-digestão que lhe é confiscada.

- **Sorvetes cremosos**

Você já consegue perceber que faço a diferença entre o sorvete cremoso, que deve ser evitado, e o sorvete de fruta, que deve ser eliminado. Isso acontece porque, mesmo que o sorvete cremoso seja mais calórico, ele contém leite, ovos ou creme de leite, o que reduz a progressão de seus carboidratos.

Ao fazer tal distinção, peço que você compreenda o fato de que as calorias contam menos que as categorias das quais provêm. Nessa distinção aparentemente irrisória, encontra-se um dos motivos do fracasso na luta contra o sobrepeso e o diabetes.

Durante muito tempo, muito se fez para camuflar os perigos dos carboidratos invasivos. Um dos meios mais eficazes foi afirmar que

"1 caloria = 1 caloria"

ou

"todas as calorias são iguais"

Por trás dessa aparência lógica e simples esconde-se uma verdadeira mentira, consciente ou não. Fala-se da unidade de medida para que se esqueça o que se está medindo. Se 1 grama é sempre 1 grama, 1 grama de curare não tem os mesmos efeitos que 1 grama de bicarbonato.

O mesmo acontece com um falso rumor que, durante muito tempo, nos fez acreditar que as proteínas são nocivas aos rins. Trata-se de um falso argumento para que esqueçamos que é o açúcar, e não as proteínas, o responsável pela destruição dos rins.

Do mesmo modo, há não muito tempo, a Coca-Cola concentra sua publicidade de crise na atividade física, fazendo com que se acredite que basta aumentar a prática de exercícios para que se possa continuar bebendo refrigerantes com açúcar.

- **Bananas maduras**

A banana em si é uma das frutas com maior teor em carboidratos. O amadurecimento aumenta-o ainda mais, ativando na fruta a transformação de canais de amido em glicose infinitamente mais invasiva. Obtém-se o mesmo fenômeno quando se cozinha a banana, pelos mesmos motivos.

- **Os grãos cozidos**

Caso goste muito de leguminosas, por que não consumi-las quando ainda são jovens e macias, sem pele e cruas? Nessa apresentação, os grãos não precisam ser eliminados ou evitados; pelo contrário: você pode consumir sem moderação.

- **Farinha de sarraceno**

Além de um alto teor de carboidratos (72 gramas por 700), o sarraceno é alergênico. É isso o que diz o Dr. Castelain-Hacquet, chefe do serviço de alergologia do Hospital Vincent-de-Paul, em Lille: "Já contamos 14 casos de anafilaxia severa ao sarraceno desde 2010, dos quais cinco em 2014, o último tendo acontecido nesta terça-feira. Nenhuma das mortes foi registrada. Todos os pacientes tratados receberam um estojo de primeiros socorros com adrenalina." Caso goste de comer crepes da Bretanha, espere até o fim da gravidez...

- **Abacaxi em conserva**

O abacaxi é uma fruta com alto teor de carboidratos. Consumi-la em conserva, com seu xarope, aumenta ainda mais a concentração. Talvez você tenha ouvido falar que essa fruta contém bromelaína, uma enzima mágica que derreteria a celulite. Isso é falso, já que essa enzima facilita a digestão de proteínas, mas não a das gorduras, e ainda menos da celulite.

- **Espaguete branco muito cozido**

Na terceira lista, a que se segue a esta, você vai ver que o espaguete cozido *al dente* é tolerado, enquanto as massas mais cozidas não o são, especialmente para o pequeno pâncreas em desenvolvimento. Vou repetir, sem me cansar, que quanto mais um alimento é transformado, mais rápida é sua assimilação e mais ele aumentará sua glicemia e a glicemia de seu bebê. O cozimento também é um elemento de transformação. Se um diabético fosse capaz de comer batatas cozidas, eu não faria qualquer objeção. No entanto, em flocos, prontos para o consumo, tentaria dissuadi-lo.

- **Ketchup normal**

O ketchup é uma mistura de tomate, vinagre e açúcar. Possui um teor em carboidratos de 26 gramas por 100. No tomate fresco, há apenas 3,9 gramas, e na mostarda, 5 gramas. Aconselho que você mesma faça seu ketchup, seja com tomates frescos, se tiver um pouco de tempo, ou usando concentrado de tomates. Além disso, o primeiro fabricante de ketchup é também o melhor fabricante de concentrado de tomates. A diferença é que o ketchup *contém* açúcar, mas *não* o concentrado.

- **Triguilho muito cozido**

Aqui pode-se dizer a mesma coisa que sobre as massas alimentares de trigo duro. O cozimento excessivo estimula seu potencial invasivo.

- **Arroz integral marrom, arroz vermelho de Camarga ou tailandês**

Esses são os tipos de arroz menos invasivos que o arroz branco normal, mas peço que os evite assim mesmo, principalmente durante esse curto período que pode se mostrar tão importante para você e para seu filho.

- **Nutella**

Você talvez fique surpresa ao ver que a Nutella aparece na categoria de alimentos que devem ser apenas evitados e não absolutamente eliminados. Isso acontece, simplesmente, porque a gordura contida no produto acompanha o açúcar de modo a reduzir sua progressão.

- **Pão de farinha "completa"**

Também deve ser evitado, uma vez que a farinha é mais "completada" do que completa. Ou seja, a ela simplesmente se adicionou a farinha branca. Um vinho espumante em uma taça de champanhe continua sendo um vinho espumante.

- **Massas de farinha "completa" de trigo duro**

Tais massas devem ser evitadas durante esses dois meses. Na lista seguinte você vai ver que poderá consumi-las quando integrais e *al dente*.

- **Wasa leve**

Não confundir com o Wasa fibras, que se encontrará na lista de alimentos livres.

- **Batata-doce**

Melhor que a batata normal, mas espere chegar ao fim dos dois meses.

- **A pizza industrializada**

Por causa da farinha. Espere mais dois meses e depois faça você mesma a sua pizza, com farinha integral. Não se esqueça de prepará--la com uma colher de azeite, o que vai diminuir a ação dos açúcares.

- **Arroz basmati longo**

Se você aprecia o gosto do basmati, vai encontrá-lo na lista seguinte, mas em sua versão integral.

- **O mel**

Deve ser verdadeiramente evitado durante esses dois meses. Na verdade, mesmo que seja um produto natural, é mais adaptado à abelha que ao homem, e ainda menos ao feto em desenvolvimento. O mel é composto por uma mistura praticamente pura de frutose e de glicose.

- **Lichia em conserva**

Apenas a lichia em conserva deve ser evitada.

- *Waffles*

Evite os *waffles* comprados já prontos, pois são essencialmente preparados com farinha branca. Caso queira prepará-los você mesma, cozinhe com farinha integral ou com farelo de aveia, o que também é possível. No entanto, não coma waffers em hipótese alguma; esses devem ser eliminados, assim como qualquer biscoito feito com farinha branca disponível no mercado.

Lista III

Alimentos tolerados em quantidade moderada

Nesta terceira lista não teremos mais a questão de eliminar ou mesmo evitar alimentos. Você poderá consumi-los, mas sem exageros. Não se esqueça de que lhe ensinei a calcular a carga glicêmica. Se assim o fiz, não foi para que você se tornasse especialista nesses conhecimentos, essenciais apenas aos diabéticos. Gostaria, simplesmente, que você entendesse que, em matéria de carboidratos, a qualidade importa tanto quanto a quantidade. Nesta nova lista, você vai encontrar alimentos que pode consumir, mas de cujas porções não poderá abusar.

Por outro lado, se a quantidade de "açúcares" desses alimentos é aceitável, saiba que quando acumulados se tornam rapidamente inaceitáveis.

- **Arroz selvagem**

Esse seria o melhor tipo de arroz, mas não é o caso. É uma planta aquática que não se encontra facilmente e cujo longo cozimento pode se tornar cansativo. A melhor solução é deixá-lo previamente de molho em água durante algumas horas ou a noite inteira.

- **Arroz basmati integral**

Basmati + integral = você pode consumir. No entanto, por mais que seja indiano, você deve comer como um italiano, ou seja, *al dente*.

- **Tabule**

Consuma tabule à moda libanesa, com muita salsa, menta, cebolas, tomates, tudo misturado na sêmola.

- **Trigo pilpil e triguilho**

São dois trigos orgânicos integrais, pré-cozidos e triturados. O triguilho é descascado, diferente do pilpil.

- **Trigo Elby (trigo legume)**

Um pouco diferente do triguilho e do pilpil, sua diferença é ser inteiro e não descascado.

- **Molho de tomate industrializado**

Contém açúcar, mas as quantidades utilizadas não são excessivas. No entanto, também é possível encontrar molhos de tomate sem açúcar.

- **Pumpernickel**

É um pão alemão, bastante escuro e rico em fibras e em grãos quase intocados. Caso não tenha problemas de peso, experimente comer torradas de pumpernickel com abacate amassado.

- **Pão de centeio** (60% de centeio)

O pão precisa ser realmente feito com farinha de centeio, o que faz toda a diferença.

- **Cuscuz integral, sêmola integral**
- **Farinha integral de kamut e pão de kamut**

É uma espécie de trigo cujos grãos são claramente maiores e mais duros que o trigo normal, o que lhe confere uma trama mais resistente e, por conseguinte, com muito menos carboidratos.

Infelizmente, não é encontrado em supermercados, apenas em lojas orgânicas.

- **Farinha de trigo integral**

É uma farinha moída na pedra e pouco peneirada, conservando o farelo, o gérmen e o amido.

- **Espaguete integral *al dente***

Adicione um pouco de manteiga e parmesão para diminuir sua assimilação de carboidratos.

- **Biscoito de farinha integral sem açúcar**

Não se esqueça de que só pode ser consumido com moderação.

- **Pão 100% integral de levedura pura**
- **Massas integrais *al dente***
- **Cidra bruta**

    Para ter uma ideia, saiba que:
    - 150ml de cidra bruta = 1 cubo de açúcar (5g)
    - 150ml de cidra doce = 2 cubos de açúcar
    - 100ml de vinho do Porto ou de Madeira = 2 cubos de açúcar
    - 250ml de cerveja = 2,5 cubos de açúcar
    - 100ml de vinho moscatel = 4 cubos de açúcar

- **Leite de coco**

Na cozinha, é uma verdadeira pepita gustativa para aqueles que gostam do exotismo e de sabores acentuados. É um dos componentes da cozinha tailandesa e de seu atual sucesso. Para quem tiver tendência a consumir com exagero, aconselho que "cortem" o leite de coco, misturando com água de coco em uma parte igual à do leite. Também é um bom substituto do creme de leite para os intolerantes à lactose.

- **Xarope de agave e açúcar de coco**

Caso não goste muito de usar adoçantes, totalmente desprovidos de carboidratos, esses dois açúcares naturais são excelentes substitutos, pois possuem baixo teor glicêmico.

- **Abóboras**

Todos os tipos de abóboras podem ser consumidos durante esses dois meses, em forma de purê ou de sopa.

Lista IV:

Carboidratos que podem ser consumidos livremente

Na quarta lista você vai encontrar alimentos ricos em carboidratos, mas cuja configuração molecular lhes confere **uma digestão e uma assimilação reduzidas, que não perturbam o pâncreas em desenvolvimento** do seu bebê. Espero que, com isso, você entenda que eu nada tenho contra os carboidratos, apenas contra a rapidez com que penetram o organismo.

Esses alimentos, associados aos tolerados da lista anterior, bastam para suprir as necessidades de sua gravidez e de sua alegria ao comer, com a vantagem de não solicitarem o pâncreas do seu adorado passageiro de maneira muito agressiva.

Ao escolher seus alimentos e ao prepará-los, não se esqueça de que tudo que passa pela sua mesa e é ingerido por você será dividido com ele.

Assim como todos os caminhos levam a Roma, todos os carboidratos ingeridos levam à glicose, que, por sua vez, gera insulina. É justamente a insulina que traz os problemas.

Desse modo, quando você consome um sanduíche de pão de forma ou um risoto com um copo de cerveja, a glicose vai chegar de maneira maciça ao seu sangue e ao sangue do seu bebê. Tal concentração não foi prevista pelo programa genético do pâncreas e obrigará seu feto não apenas a produzir insulina em excesso, mas, mais importante ainda, a criar novas unidades de fabricação de insulina, que são as células-beta endócrinas.

Nosso objetivo comum ao longo desse período é selecionar para você os carboidratos necessários, mas como um conta-gotas suficientemente lento e bem regrado para evitar uma ascensão brutal de glicose em seu sangue, assim como a consequência, tão brutal quanto, que isso acarretará ao pâncreas do seu filho. Pense em um camundongo passando nas pontas das patas de um gato adormecido, com cuidado para não acordá-lo. Para tanto, é preciso que, nesses dois meses, você escolha alimentos "silenciosos".

Essa metáfora adiciona um pouco de poesia nas histórias do pâncreas e da insulina, mas é exatamente como a coisa acontece, e o que você deve ter sempre em mente. Até agora falei sobre esses enormes ratos barulhentos, cujos alaridos acordam o gato bruscamente. Em reflexo instintivo, ele tenta, de todas as maneiras possíveis, eliminar os ratos presentes.

Quais são, então, os carboidratos silenciosos? É o assunto de nossa próxima lista de alimentos que devem ser consumidos normalmente, sem hesitar:

- **Ervilhas e grão-de-bico**

São os campeões em termos de lentidão de carboidratos. Do mesmo modo que lhe pedi para evitar ou mesmo eliminar alguns, ricos em amido e farinhosos, excessivamente invasivos, aqui apresento outros que, caso você goste e saiba preparar com destreza, podem substituí-los muito vantajosamente.

- **Feijão-azuqui, feijão-preto, lentilhas amarelas ou marrons**

Eis alimentos formidáveis, densos, que dão saciedade e são ricos em fibras, com alto valor nutricional.

- **Cassoulet et choucroute maison (evite as conservas)**
- **Wasa fibras**

Esses *crackers* contêm 24% de fibras, estendendo sua proteção para todo o restante de sua alimentação.

- **Pêssegos e nectarinas**

Tente não comer mais de três porções de frutas nesses dois meses.

- **Maçãs, laranjas, peras, toranjas, groselhas, cerejas, morangos, framboesas**

Lembrete: três porções por dia bastam para tais frutas.

- **Tomates frescos**
- **Suco de tomate**

O tomate é um alimento de alto valor nutricional. Graças ao seu teor em licopeno, o tomate exerce uma atividade de prevenção a certos tipos de câncer.

- **Molho de tomate sem açúcar**

Já pronto ou feito por você mesma.

- **Quinoa**

Alimento da moda e rico em proteínas (16% a 18%), assim como em ferro, de bom valor orgânico e desprovido de glúten. Seu grão tem uma textura de caviar, que explode nos dentes, e um leve sabor de avelã. Pode ser preparado tanto doce quanto salgado.

- **Iogurte e queijo branco naturais**

Não necessariamente light, mas sem açúcar.

- **Barra de chocolate dietética sem açúcar**

Caso sinta necessidade.

- **Vagem**
- **Salsifi e alcachofra**
- **Chocolate amargo com mais de 70% de cacau**

Com moderação, se seu médico permitir, de acordo com seu peso. O açúcar contido no chocolate é desacelerado graças à gordura que o acompanha.

Lista V

Carboidratos recomendados durante esse período

Nesta última lista quero lhe mostrar os melhores carboidratos que não são apenas permitidos, mas recomendados. Oriento que os consuma ainda mais caso tenha uma vida muito ativa.

Os neurocientistas sabem que, ao longo de toda a escala animal, **o hábito é um comportamento biológico favorável à segurança e à sobrevivência individuais.** Todos os atos que se repetem sem prejudicar são reconhecidos como seguros e admitidos. Mas se, para além de sua segurança, eles se mostrarem gratificantes e reconfortantes, instalam-se em nossos circuitos cerebrais sob a forma de um hábito desejado.

Como a gravidez é um dos eventos mais gratificantes da vida de uma mulher, os hábitos que se desenvolvem nesse período aprofundam ainda mais seus canais. Assim, querendo dar segurança à sua gravidez, tomando o hábito de reduzir o consumo de carboidratos invasivos, será muito mais fácil conservá-lo depois da gestação, em especial se tiver problemas de sobrepeso ou antecedentes familiares de diabetes, doenças cardiovasculares ou câncer.

Eis os alimentos do seu cotidiano que eu considero muito favoráveis:

- **Todas as verduras**

E particularmente as couves, em todas as suas formas, as abobrinhas, os cogumelos, todos os tipos de alface, em especial a beldroega, caso consiga encontrar. Além disso, o pepino, o rabanete, o alho-poró, o espinafre, o pimentão, o funcho, a endívia, o tomate, a berinjela.

- **Champignon**
- **Limões, morangos e framboesas**
- **Palmito**
- **Vagem**
- **Feijão**
- **Oleaginosas, como as nozes, as avelãs, as amêndoas, o pinhão, o abacate e a azeitona**
- **O ruibarbo**

É um alimento rico em fibras, de sabor acidulado e extremamente pobre em carboidratos. Aconselho que prepare compotas, para dar um pouco mais de frescor à sua alimentação, além de uma boa dose de fibras. Cereja do bolo: o ruibarbo é rico em polifenol, um antioxidante recentemente descoberto. A presença da parietina, um pigmento que colore a planta, seria capaz de inibir o crescimento de tumores cancerígenos.

- **A farinha de tremoço**

Você pode utilizá-la para preparar doces. Seu índice glicêmico é tão baixo quanto o do farelo de aveia.

- **Cacau com 1% de gordura**

O primeiro cacau foi o célebre Van Houten, cujo teor em gorduras é de 21%. Depois, o cacau light, com 11% de gordura, foi lançado. Atualmente, existe a versão com 1% de gordura. É a última versão a que eu aconselho, pois é fácil de usar em doces e rica em substâncias preciosas, que nos deixam ligeiramente eufóricos.

- **E, finalmente, o farelo de aveia**

Meu alimento fetiche. Sua primeira virtude é poder substituir a farinha em praticamente todos os seus usos, sem sofrer com seu impressionante poder glicêmico. É extremamente útil conservar na memória o seguinte fato:

Se o índice glicêmico da *glicose é de 100* (o que podemos comparar à velocidade máxima de um veículo), o índice glicêmico do *açúcar branco, a sacarose, é de 70*. E o da *farinha branca atual é de 85*. Enquanto o do *farelo de aveia é de 15*.

Eis os elementos que peço que você respeite durante esses dois meses, 60 dias de grande importância para o futuro de sua gravidez.

Como você poderá constatar enquanto segui-las, as recomendações que proponho compõem um conjunto perfeitamente sinalizado e de fácil uso.

Durante esses dois meses você poderá se alimentar de tudo que for útil, saudável e bom para a saúde. Não apenas nenhum alimento necessário vai lhe faltar, mas você terá também eliminado os carboidratos invasivos industrializados. Hoje em dia sabe-se que eles têm importante participação na implosão da obesidade e do diabetes em todos os lugares do mundo.

Em sua grande maioria, são alimentos industrializados desnaturados por um excessivo número de manipulações físicas e químicas. Tais manipulações visam transformá-los em mercadorias "convenientes", atraentes, de baixo custo, sedutoras e fáceis de usar. Mas, agindo desse modo, os tratamentos exacerbam a rapidez de sua progressão, da digestão e da assimilação responsáveis por uma secreção massiva de insulina. E, finalmente, a purificação desses carboidratos transforma-os em agentes viciantes, tratados pelos circuitos cerebrais da recompensa e da dependência.

Para um adulto, considero que tais alimentos são **perigosos** a médio prazo, caso os consuma sem moderação e com muita regularidade. E se são perigosos para um adulto, são mais ainda para um bebê em desenvolvimento, especialmente ao longo desses dois meses em que nasce e se constrói o poder de síntese da insulina.

Capítulo 10

Os quatro últimos meses de sua gravidez

Se você chegou ao terceiro período de sua gravidez e conseguiu respeitar as instruções do quarto e do quinto meses, parabéns! Você atravessou vitoriosamente um período crítico e não está mais no olho do furacão.

Mas cuidado: você ainda não chegou ao fim.

Ao fim do primeiro trimestre os brotos iniciais do pâncreas do seu filho fizeram sua junção e o órgão encontrou sua posição definitiva no abdômen.

Ao longo dos dois próximos meses, o quarto e o quinto, as células-beta diferenciadas em suas ilhotas de Langerhans se multiplicaram e, tendo se tornado secretoras, começaram a liberar sua primeira gota de insulina.

O pequeno pâncreas em miniatura agora está formado. Ele adquiriu sua competência: sabe reconhecer a glicose e dispõe dos meios para responder às variações da concentração desta em seu sangue.

Por que o perigo que pesa no pâncreas de seu filho é um pouco menos violento que ao longo dos meses que acabaram de passar? Porque, durante essa fase de proliferação e multiplicação das células, o processo pode derrapar, sob a pressão de uma alimentação muito rica em carboidratos.

A partir do sexto mês, quando em um órgão de boas bases estruturais, as células do pâncreas se multiplicam menos, mas aumentam. O pequeno pâncreas continua seguindo sua progressão geral, aumenta e produz cada vez mais insulina, até o limite.

Em contrapartida, durante esse mesmo período, o corpo materno atravessa um momento natural de resistência à insulina, que visa fazê-la engordar para aumentar suas chances de chegar ao fim da gravidez. Ainda que, atualmente, o risco esteja muito mais ligado à abundância que à escassez, ele continua inscrito na partição genética. Por esse motivo, deve ser conhecido e levado em conta. A intensidade da resistência à insulina varia de acordo com o peso materno anterior à gravidez, o número de gestações e os antecedentes pessoais familiares de sobrepeso e diabetes.

Ao longo do último trimestre todas as células do seu corpo, principalmente as do fígado e as dos músculos, vão perder parte de sua sensibilidade à insulina. Assim, para neutralizar e repelir a mesma quantidade de glicose, você precisará de mais insulina. Se a sua alimentação continuar sendo muito rica em carboidratos invasivos, você estará correndo o risco de esgotar seu pâncreas. Habitualmente, é nesse contexto alimentar e hormonal do terceiro semestre que assistimos a uma derrapagem do ganho de peso e ao aumento do risco de diabetes gestacional.

Desse modo, as instruções alimentares da última fase da gestação destinadas a proteger o feto só apresentam benefícios, em especial se você estiver exposta ao risco de diabetes gestacional. Atualmente, começa-se a debater sobre um maior cuidado com o diabetes na gravidez, especialmente para as mulheres que correm tal risco, que tem a ver com a presença de sobrepeso, de antecedentes familiares ao diabetes ou o fato de, anteriormente, ter tido um bebê mais gordo. O diabetes materno não pode ser previsto e, quando aparece, reduzir os "açúcares" não basta; deve-se passar à insulina.

Isso quer dizer que **limitar os "açúcares invasivos diabetogênicos" que visam proteger os fetos também é bastante benéfico para a mãe**, uma vez que seus pâncreas estão expostos aos mesmos transtornos.

Em resumo, no início do sexto mês, você estará saindo do período da gravidez em que o risco da ocorrência da vulnerabilidade do pâncreas era o mais forte.

Se eu consegui convencê-la e se, durante esses dois meses cruciais, você conseguiu eliminar, reduzir ou limitar a quantidade de "açúcares invasivos" que ingere, o pequeno pâncreas já se desenvolveu de acordo com o programa genético da espécie.

Mas, caso eu não tenha conseguido convencê-la e você tenha abusado desses alimentos que contrariam o desenvolvimento do pâncreas, o risco de esse órgão ter se formado com células em excesso no corpo do seu bebê é grande. Assim, secretando insulina demais e tendo se tornado vulnerável, o mal é definitivo.

Neste momento, mesmo que o risco ligado à multiplicação das células do pâncreas tenha diminuído bastante, não chegou a desaparecer. Logo, o plano que proponho a partir de agora visa evitar uma produção excessiva de insulina. Ainda que o risco tenha sido atenuado, a alimentação deve continuar a ser estritamente controlada. Um excesso de carboidratos de alto índice glicêmico — e, logo, uma grande secreção de insulina — são fatores que se inscreverão muito precocemente na memória biológica do corpo fetal, fazendo com que possua maior risco de resistência antecipada à insulina.

Na prática, durante os quatro últimos meses de gravidez, peço que você mantenha os "cinco básicos". Sozinhos, eles constituem uma boa base de defesa para o pâncreas fetal.

No entanto, essas regras vão muito além da proteção do seu bebê. São reflexos de autodefesa alimentar que também protegem a mãe que você é de uma alimentação artificial, que pode levá-la ao diabetes e acabou por ser considerada como uma alimentação normal. Ora, ela não o é, e sua invasão recente está intimamente ligada à explosão mundial do sobrepeso, da obesidade e do diabetes.

Aconselho que você os mantenha mesmo depois de sua gravidez, que os integre ao seu cotidiano e que fale sobre eles com as pessoas que ama. Alimentos aparentemente inocentes como cereais matinais, flocos instantâneos de batata, refrigerantes com açúcar e pão de forma industrializado **não são alimentos humanos.** Por quê? Porque não dispomos de órgãos ou de uma fisiologia capaz de assimilá-los sem risco para nossa saúde.

Voltemos ao seu filho. Além dos cinco básicos, peço que você continue a **evitar** alimentos que obrigam seu pâncreas a secretar insulina em excesso. Quanto mais se sentir tentada a consumi-los, mais seu filho vai engordar e maior será seu peso de nascimento.

Durante os dois meses anteriores, pedi a você que eliminasse dezenas de alimentos e que evitasse 24 deles.

Para os quatro últimos meses, não lhe peço mais que elimine radicalmente determinados alimentos, mas que evite aqueles de que falarei agora. Evitar significa fazer o possível para não consumir, mas, principalmente, significa proibir-se de abusar. Evitar abusos vai proteger a saúde do seu filho ao longo de toda a sua vida. E, por conseguinte, conservando seus traços e suas lições, também vai melhorar muito a sua.

Limitei o número de alimentos processados a 13, para que o fato de evitá-los não lhe seja muito doloroso. No entanto, peço que você aja com rigor e cuidado, na medida em que nenhum desses alimentos lhe é útil e, menos ainda, necessário ou indispensável. Deve-se saber que a espécie humana não precisou de tais alimentos durante 199.950 anos dos 200 mil de sua existência. Tenho certeza de que você poderá evitá-los com grande facilidade.

Você vai constatar que esses 13 alimentos que lhe pedi que eliminasse também aparecem nos dois primeiros meses. Nesta diferença de terminologia inscreve-se a *leve* inflexão ao risco.

Eis os alimentos novamente:

1. A cerveja
2. A batata
3. Os pães brancos e as torradas
4. Os cereais matinais
5. A fécula de milho
6. Os tipos de arroz considerados agressivos
7. Os biscoitos ricos em farinha branca
8. O açúcar branco (sacarose)
9. Todas as balas doces, duras ou moles
10. Os refrigerantes com açúcar
11. Os sorvetes de frutas com açúcar
12. O macarrão de trigo mole
13. A tâmara seca e a uva-passa

Atitude com relação aos outros carboidratos

O risco é mínimo, mas, ainda assim, muito presente. Você vai perceber que nessa lista incluí alimentos como o arroz branco normal, o cuscuz, o milho, as massas muito cozidas. Tais alimentos são sistematicamente classificados na família composta pelos ricos em amido.

Hoje, os feculentos são recomendados para um consumo regular, de uma a duas vezes por dia. Tal recomendação, tão imperativa, pode ser aceitável para pessoas que não apresentam problemas de pletora, sobrepeso consequente ou diabetes. Mas não para os demais — a metade dos adultos atualmente.

Nos anos 1950, a FAO, Organização das Nações Unidas para alimentação e agricultura, recomendava uma proporção de 55% de carboidratos na ração calórica.

Atualmente, mais de 65 anos mais tarde, apesar da erradicação da atividade física, essa mesma proporção de 55%, cuja origem é ignorada, continua em vigor.

Aqui não é o lugar nem tampouco este é o momento de começar um debate sobre o assunto. No entanto, no que diz respeito à criança que você vai trazer ao mundo, a história é bastante diferente. Essa criança em potencial não pertence ainda ao nosso tempo e muito menos à sua cultura: ela vive em um estado matricial que ainda está de acordo com as origens da espécie. **Dizendo de forma simples: essa criança por vir, até o momento em que nascer, não é diferente de um pequeno caçador e coletor primitivo. Se as leis da natureza têm um sentido, seu corpo, seus órgãos e sua fisiologia não têm qualquer razão para aceitar, sem efeitos secundários, uma alimentação tão rica em amidos.**

Caso tenha consumido alimentos ricos em amido com muita regularidade, sem engordar, você tem muita sorte. Mas se estiver grávida, durante esses quatro meses, saiba fazer a distinção dos carboidratos. Já os classifiquei para você em quatro grupos: aqueles que devem ser eliminados, os que devem ser evitados, os que devem ser limitados e os livres para o consumo, e mesmo recomendáveis.

Para atravessar esses quatro últimos meses, peço que você reduza apenas um pouco o cuidado com as cinco classes de alimentos que propus para a fase da qual você está saindo.

A lista de alimentos que devem ser ELIMINADOS passa a ser os que devem ser EVITADOS.

O que devia ser EVITADO deverá ser LIMITADO.

As três demais categorias, agora, estão LIBERADAS.

1. Os carboidratos que devem ser EVITADOS

- O arroz branco tradicional. Aconselho que você o reserve para quando for ao restaurante. Pequeno lembrete: nada de arroz glutinoso.
- O cuscuz branco de moedura fina. Consuma o de moedura média e o menos cozido possível.
- A sêmola tradicional. Durante esses quatro meses, dê preferência à sêmola integral, de cozimento curto.
- Mude o pão feito COM centeio (30%) para o pão DE centeio (60%).
- Milho em grãos e em conserva. Dê preferência ao milho na espiga, grelhado.
- Sorvete cremoso, mas unicamente se não puder evitar.
- Nada de bananas maduras. Coma bananas mais verdes e sem manchas.
- Leguminosas cozidas. Prefira as leguminosas jovens, consumidas cruas.
- Farinha de sarraceno. Evite, se tiver risco de alergia.
- Abacaxi em conserva. Dê preferência ao abacaxi fresco.
- Passe do espaguete branco com muito cozimento ao espaguete integral e *al dente*.
- Ketchup normal.
- Triguilho, arroz "completo" marrom, arroz vermelho de Camarga ou da Tailândia: devem ser evitados ou consumidos em pequena quantidade.

- Nutella; mas você pode comer chocolate amargo em quantidades moderadas.
- Pão de farinha "completa". Prefira o pão integral.
- Massas de farinha "completa", moderadamente. Prefira as massas integrais.
- Wasa leve. Prefira o Wasa fibras.
- Batata-doce, ocasionalmente.
- Mel, o mínimo possível.
- Lichia em conserva. Prefira lichias frescas.
- *Waffles* caseiros. Nunca coma *waffles* industrializados.

2. Carboidratos que podem ser consumidos LIVREMENTE

- Arroz selvagem.
- Arroz basmati integral e *al dente*.
- Tabule libanês.
- Pilpil e triguilho.
- Trigo Elby.
- Molho de tomate industrializado que contenha pouco açúcar. No entanto, é possível encontrar totalmente sem açúcar.
- Pumpernickel, um pão alemão.
- Cuscuz integral, sêmola integral.
- Farinha integral de kamut e pão de kamut.
- Farinha integral de trigo.
- Biscoito de farinha integral sem açúcar.
- Pão 100% integral com levedura pura.
- Massas integrais *al dente*.
- Leite de coco.
- Todos os tipos de abóbora.
- Ervilhas e grão-de-bico.
- Feijão-vermelho, feijão-preto, lentilha amarela ou marrom
- Feijoada.
- Wasa Fibras.

- Pêssego, nectarina, maçã, laranja, pera, toranja, groselha, cereja, morango, framboesa. Tente não passar de três porções por dia.
- Tomate fresco, suco de tomate, molho de tomate sem açúcar
- Quinoa.
- Iogurte e queijo branco naturais, não necessariamente light, mas sem açúcar.
- Barra de chocolate dietética sem açúcar, se sentir necessidade.
- Salsifi e alcachofra.

3. Carboidratos RECOMENDADOS

Eis a lista de alimentos do seu dia a dia que considero muito favoráveis:

- Todas as verduras, e particularmente as couves, em todas as suas formas, as abobrinhas, os cogumelos, todos os tipos de alface, em especial a beldroega, caso consiga encontrá-la. Além disso, o pepino, o rabanete, o alho-poró, o espinafre e o feijão-verde.
- Champignon.
- O pimentão, o funcho, a endívia, o tomate, a berinjela.
- Limões, morangos e framboesas.
- Palmito.
- Vagem.
- Feijão.
- Oleaginosas, como as nozes, as avelãs, as amêndoas, o pinhão, o abacate e a azeitona.
- O ruibarbo.
- A farinha de tremoço.
- Cacau com 1% de gordura.
- E, finalmente, o farelo de aveia.

Como podemos ir mais longe juntos

Ao terminar de ler este livro, espero, de coração, tê-la convencido a seguir o plano que proponho durante os seis últimos meses de sua gravidez.

Se não for o caso e se você ainda estiver no início da gravidez, ainda há três meses para pensar no caso, pois o pâncreas do seu bebê ainda não existe. Pense bem, pois uma alimentação reduzida em alimentos industrializados processados não significa nada além de **voltar a ter a alimentação da sua avó no momento em que ela estava grávida de sua mãe.**

Atualmente, existem provas suficientes da nocividade dos açúcares invasivos para a saúde do adulto humano. Ignorá-las é ignorar o mal que tais alimentos podem fazer ao bebê em desenvolvimento que você está carregando.

No entanto, se você escolheu seguir este plano, deixe-me dizer que fico feliz e orgulhoso por você. Nesse caso, permito-me solicitar sua ajuda para que possamos ir ainda mais longe juntos. Como?

É simples: ter um diário de bordo, de extrema simplicidade, para orientar sua alimentação nesses seis meses de plano.

E isso por dois motivos.

Antes, porque ter um diário de bordo a ajudará a estruturar e facilitar o seguimento do roteiro no dia a dia.

E, depois, porque isso irá ajudá-la a coletar e a conservar as informações sobre seu consumo de carboidratos ao longo dos seus seis meses de gestação. Reagrupadas, todas essas informações poderão ser analisadas e confrontadas com a evolução do peso e da saúde das crianças advindas de tais gestações. Quanto mais mães seguirem o plano, melhores e mais significativos serão os resultados.

Atualmente, sabe-se que a epidemia da obesidade e do diabetes se manifesta muito cedo. Um primeiro sinal de apelo é o peso de nascimento. Mais importante ainda é o peso do bebê aos 6 meses de idade e, sobretudo, aos 2 anos.

Na prática, para facilitar sua tarefa, **criei um site na internet**[28] para que você possa seguir a evolução de sua gravidez.

Conecte-se ao site, onde você vai poder abrir uma conta de usuário.

Nessa conta, você vai encontrar um calendário construído semanalmente, da nona à 39º semana. Cada semana é composta de sete dias.

A cada dia você vai encontrar, ao longo do quarto e do quinto meses, duas listas: a dos alimentos que devem ser eliminados e a dos que devem ser evitados.

A cada dia você deverá clicar nos alimentos dessas duas listas, classificando-os de três maneiras: os que você comeu pouco, médio ou muito, para que sejam levados em conta. Para isso bastam alguns segundos.

Ao fim da gravidez, vou lhe pedir que inscreva o sexo, o peso e a data do nascimento do seu filho. E, depois, se quiser, anote o peso dele aos 6 meses e aos 2 anos.

Com a coleta desses dados, se forem suficientemente fornecidos, poderemos validar ou refutar minha proposta e a hipótese em que é baseada.

---

28. Para mais informações, escreva para: p.dukan60@gmail.com.

Se, como acredito profundamente, minha proposta tiver fundamento, posso imaginar a satisfação que você vai ter por ter feito sua parte pela saúde e pelo futuro de seu filho.

Do mesmo modo, você vai facilmente imaginar a minha.

Ao longo de toda a sua gravidez, se seguir o plano que proponho, poderá me escrever, caso sinta necessidade de fazer perguntas. Como esta obra será publicada simultaneamente em vinte idiomas, é possível que eu receba muitas perguntas. Logo, tenha a gentileza de fazer perguntas precisas sobre o projeto deste livro.

Ao terminar a leitura, eu lhe desejo o melhor durante sua gravidez. Tenho dois filhos e, das duas gestações que os trouxeram ao mundo, guardo uma grande lembrança de alegria, energia e felicidade.

À época, eu não possuía os elementos que compõem o projeto deste livro. Perdi uma avó que adorava e que foi levada por um coma diabético em algumas horas. Sinto muito rancor desses "açúcares" e passei, eu mesmo, a consumi-los com muita prudência. Por amor, minha esposa me acompanhou na empreitada.

E foi assim que, sem saber das bases científicas atuais da epigenética, ela se alimentou de maneira muito próxima desta que proponho no livro. Além disso, à época, há 33 anos, que é a idade do meu filho mais velho, a alimentação industrial não tinha ainda chegado ao nível de transformação que vemos nos alimentos atualmente. Meus filhos nasceram com um peso normal e, por enquanto, não têm dificuldades em controlá-lo.

Permito-me falar da minha família, pois o amor que tenho por ela sempre se manifestou na forma de uma proteção muito atenciosa. O plano que proponho neste livro segue o mesmo desígnio: o de proteger sua gravidez. Por esse motivo, sem conhecê-la, sinto-me próximo a você.

Referências bibliográficas

Barlow D.P., Stoger R., Hermann B.G., et al. The mouse insulin-like growth factor type 2 receptor is imprinted and closely linked to the Tme locus. Nature 1991; 349: 84-7.

Bourc'his D., Xu G.L., Lin C.S., et al. Dnmt3L and the establishment of maternal genomic imprints. Science 2001; 294: 2.536-9.

Cattanach B.M., Kirk M. Differential activity of maternally and paternally derived chromosome regions in mice. Nature 1985; 315: 496-8.

Cattanach B.M., Beechey C.V., Peters J. Interactions between imprinting effects in the mouse. Genetics 2004; 168: 397-413.

DeChiara T.M., Efstratiadis A., Robertson E.J. A growth deficiency phenotype in heterozygous mice carrying an insulin-like growth factor II gene disrupted by gene targeting. Nature 1990; 345: 78-80. REVUES SYNTHÈSE 395 TIRÉS À PART L. Dandolo.

Drewell R.A., Brenton J.D., Ainscough J.F., et al. Deletion of a silencer element disrupts H19 imprinting independently of a DNA methylation epigenetic switch. Development 2000; 127: 3.419-28.

Gosden R., Trasler J., Lucifero D., Faddy M. Rare congenital disorders, imprint.

Hark A.T., Schoenherr C.J., Katz D.J., et al. CTCF mediates methylation-sensitive enhancer-blocking activity at the H19/Igf2 locus. Nature 2000; 405: 486-9.

Hata K., Okano M., Lei H., Li E. Dnmt3L cooperates with the Dnmt3 family of de novo DNA methyltransferases to establish maternal imprints in mice. Development 2002; 129: 1.983-93.

Kono T., Obata Y., Wu Q., et al. Birth of parthenogenetic mice that can develop to adulthood. Nature 2004; 428: 860-4.

Landers M., Bancescu D.L., Le Meur E., et al. Regulation of the large (approximately 1000 kb) imprinted murine Ube3a antisense transcript by alternative exons upstream of Snurf/Snrpn. Nucleic Acids Res 2004; 32: 3.480-92.

Lee M.P., DeBaun M.R., Mitsuya K., et al. Loss of imprinting of a paternally expressed transcript, with antisense orientation to KVLQT1, occurs frequently in BeckwithWiedemann syndrome and is independent of insulin-like growth factor II imprinting. Proc Natl Acad Sci USA 1999; 96: 5.203-8.

Lewis A., Mitsuya K., Umlauf D., et al. Imprinting on distal chromosome 7 in the placenta involves repressive histone methylation independent of DNA methylation. Nat Genet 2004; 36: 1.291-5.

Li E., Bestor T.H., Jaenisch R. Targeted mutation of the DNA methyltransferase gene results in embryonic lethality. Cell 1992; 69: 915-26.

Li E. Chromatin modification and epigenetic reprogramming in mammalian development. Nat Rev Genet 2002; 3: 662-73.

Lopes S., Lewis A., Hajkova P., et al. Epigenetic modifications in an imprinting cluster are controlled by a hierarchy of DMRs suggesting long-range chromatin interactions. Hum Mol Genet 2003; 12: 295-305.

Lucifero D., Mann M.R., Bartolomei M.S., Trasler J.M. Gene-specific timing and epigenetic memory in oocyte imprinting. Hum Mol Genet 2004; 13: 839-49.

McGrath J., Solter D. Completion of embryogenesis requires both the maternal and paternal genomes. Cell 1984; 37: 179-83.

Mager J., Montgomery N.D., de Villena F.P., Magnuson T. Genome imprinting regulated by the mouse Polycomb group protein Eed. Nat Genet 2003; 33: 502-7.

Obata Y., Kaneko-Ishino T., Koide T., et al. Disruption of primary imprinting during oocyte growth leads to the modified expression of imprinted genes during embryogenesis. Development 1998; 125: 1.553-60.

Reik W., Dean W., Walter J. Epigenetic reprogramming in mammalian development. Science 2001; 293: 1.089-93.

Rougeulle C., Cardoso C., Fontes M., et al. An imprinted antisense RNA overlaps UBE3A and a second maternally expressed transcript. Nat Genet 1998; 19: 15-6.

Rougeulle C., Heard E. Antisense RNA in imprinting: spreading silence through Air. Trends Genet 2002; 18: 434-7.

Sleutels F., Zwart R., Barlow D.P. The non-coding Air RNA is required for silencing autosomal imprinted genes. Nature 2002; 415: 810-3.

Surani M.A., Barton S., Norris M. Development of reconstituted mouse eggs suggests imprinting of the genome during gametogenesis. Nature 1984; 308: 548-50.

Thakur N., Tiwari V.K., Thomassin H., et al. An antisense RNA regulates the bidirectional silencing property of the Kcnq1 imprinting control region. Mol Cell Biol 2004; 24: 7.855-62.

Umlauf D., Goto Y., Cao R., et al. Imprinting along the Kcnq1 domain on mouse chromosome 7 involves repressive histone methylation and recruitment of Polycomb group complexes. Nat Genet 2004; 36: 1.296-300.

Verona R.I., Mann M.R., Bartolomei M.S. Genomic imprinting: intricacies of epigenetic regulation in clusters. Annu Rev Cell Dev Biol 2003; 19: 237-59.

Wutz A., Smrzka O.W., Schweifer N., et al. Imprinted expression of the Igf2r gene depends on an intronic CpG island. Nature 1997; 389: 745-9.

Anexo

Artigo da revista *Science Daily*, publicado em maio de 2016.[29]

O ganho de peso excessivo e a elevação da glicose no sangue, durante a gravidez, geram na criança uma tendência para o desenvolvimento do excesso de peso e obesidade.

Os filhos cujas mães desenvolveram excesso de peso ou experimentaram níveis elevados de glicose no sangue durante a gravidez são mais propensos a se tornarem obesos ou desenvolverem sobrepeso na primeira década de suas vidas, mesmo quando esses bebês nascem com peso normal. Essas gestações favorecem uma vulnerabilidade que se manifestará ao longo da vida da criança e do futuro adulto, de acordo com um novo estudo da Kaiser Permanente, publicado no *Maternal and Child Health Journal*.

O estudo, que seguiu mais de **24 mil mães e seus filhos com mais de 10 anos**, é o mais importante até a data e o primeiro a mostrar que esses fatores de risco durante a gravidez aumentam a probabilidade de

---

29. www.sciencedaily.com/releases/2016/05/160506095656.htm Teresa A. Hillier, Kathryn L. Pedula, Kimberly K. Vesco, Caryn E.S. Oshiro, Keith K. Ogasawara. "Impact du mode de vie de la mère, du glucose gestationnel et du gain de poids sur l'obésité de l'enfant au cours de la première dècennie de la vie, même sur un bébé né avec un poid normal". *Santé maternelle et infantile Journal* 2016; DOI: 10.1007 / s10995-016-1.955-7.

obesidade infantil, mesmo em bebês com peso de nascimento normal (2,5 a 4 quilos).

Até agora, não havia muita evidência de que esses fatores de risco também afetassem bebês com peso normal.

"Quando as mulheres têm níveis elevados de açúcar no sangue e ganho de peso excessivo durante a gravidez, ela muda o metabolismo do bebê, favorecendo seu desenvolvimento para a obesidade infantil", explica Teresa Hillier, médica, autora e pesquisadora-chefe do estudo.

"Ainda não temos certeza do mecanismo exato dessa evolução, mas parece que corresponde à adaptação a um **ambiente muito rico em carboidratos** ou propício ao ganho de peso extra."

Todos os filhos de mães com níveis elevados de açúcar no sangue durante a gravidez estavam em maior risco de obesidade infantil, mas aqueles cujas mães desenvolviam diabetes gestacional — o nível mais alto de açúcar no sangue — tinham o risco aumentado.

O estudo mostra que a vida intrauterina é tão importante na evolução do metabolismo quanto a que ocorre após o nascimento da criança.

"Não espere até que o bebê nasça para determinar e tratar o impacto da gravidez na obesidade infantil", afirma a endocrinologista Teresa Hillier. "É necessário intervir durante a gravidez da mãe para indicar-lhe mudanças nutricionais e de estilo de vida, que promoverão a manutenção do peso normal e dos níveis de açúcar no sangue, o que, por sua vez, resultará no nascimento de crianças mais saudáveis."

Este livro foi composto na tipografia Optima
LT Std, em corpo 9,5/14,5, e impresso em
papel off-white no Sistema Cameron da
Divisão Gráfica da Distribuidora Record.